〈勝負脳〉の鍛え方

林 成之

講談社現代新書

1861

目次

序章　脳を知れば勝てる

脳は謎に満ちている

脳は、じつに謎の多い臓器です。書店に行けば脳についての著作があふれかえっているのも、脳とはいったい何か、どう使えばいいのか、いまだにわからないことばかりだからでしょう。

これまで、私は脳外科医としてたくさんの患者の治療に取り組んできました。とくに救命救急センターに勤務していた十一年間は、もうだめかもしれない、と思わざるをえないような重症患者に何人も出会いました。そのたびに私は、「ただ治すだけではだめだ。どんなに重症の患者でも、知能や心に後遺症を残さないようにして退院させなければ、本当に治療が成功したとはいえない」という高いハードルをみずからに課して、スタッフと連日、議論と実践、検証を繰り返して治療法を模索していました。

そのなかで新しく得られた脳についての知識や情報は膨大なものになります。なかでも、脳低温療法という治療法を開発できたことは大きな収穫でした。

それまでは、重症患者の脳が壊れる原因は酸素が極端に不足する低酸素によるものであるとされてきました。しかし、臨床の現場で私たちは、酸素吸入をおこない、いくら体の酸素運搬量をふやしても、脳細胞の崩壊を止められないことがあるのを確認しました。これは、いままでの知識では理解できない何か別の、脳が壊れる理由があることを示唆するものでした。

それは何なのか？　探究を続けた私たちは一九九四年、ついにある事実をつきとめます。重症の脳損傷患者の脳の温度を測定したところ、患者が死に至るときには脳の温度が四〇度から四四度にまで上昇することがわかったのです。私たちはこれを「脳内熱貯留現象」(brain thermo-pooling) と名づけ、従来知られていなかった脳の壊れ方として認識しました。

ならば、脳の温度を下げればよいのではないか。治療にあたりながらこうして脳低温療法を開発した私たちは、この治療法によって、これまで救命が困難とされてきた瞳孔《どうこう》散大や呼吸停止を引き起こした患者も社会復帰を可能にするという、画期的な成果をあげることができたのです。

現在では脳低温療法は世界中でおこなわれるようになり、アメリカでは心停止患者の蘇《そ》生《せい》治療のためのガイドラインにも採り入れられています。

もうひとつ私が手がけた仕事から例をあげましょう。

みなさんは、脳が光ることがあるのをごぞんじですか。というとロマンチックな話にも聞こえるかもしれませんが、あまり歓迎すべきことではありません。

脳梗塞《のうこうそく》や頭蓋《ずがい》内出血で脳が圧迫されると、脳の中で脳循環障害や代謝異常など、いろいろなよくない病態が生じてきます。そして、これらの病態をさらに悪化させる要因に、フリーラジカルという物質があることがわかってきました。聞き慣れない名前かもしれませんが、有害物質としていまや悪名高い活性酸素もフリーラジカルの一種です。脳の中で活性酸素が悪さをしている、そのことは見当がついたのですが、具体的にどんな悪さをしているのか、その行動はわからないままでした。きわめて反応速度が早いために、変化を追うことができなかったのです。

ところが私は、フリーラジカルのいくつかには、脳の中のある酵素に反応すると、きわめて微弱ながら発光する性質があることに気づきました。これに着目して、脳内の光を追いかけることでフリーラジカルの変化を画像で解析することを思いついたのです。この方法によって初めてフリーラジカルあるいは活性酸素が脳内のどこでどのように変化するかが追跡できるようになり、脳のみならず、あらゆる臓器でそれが障害や老化の原因となることがわかってきました。私が世界で初めてとらえたこのフリーラジカルの画像は、脳研究の第一人者であるバージニア大学のロス・ブロック氏の講演でもときどき使われています。活性酸素が悪玉の烙印《らくいん》を押されるきっかけに、脳が光るという発見があったというわけです。

このように医学的な見地からも、脳には従来の常識ではおしはかれない領域がまだまだたくさん残されていることがわかります。日々、臨床の現場でなんとか患者さんに知能や心の障害を残さないようがんばっていると、動物実験や健康な人の脳を通して得られる理論が治療にはまったく通用しないことも数多く経験しました。動物の脳と人間の脳は一緒にできません。健康な人の脳と障害を受けた人の脳では反応がまったく違います。つまり、現場の医療にたずさわることによって人間の考えや行動、あるいは心の仕組みが初めてわかることがあるのです。

こうした知識を、患者さんを治すためだけではなく、何らかの形で、広く一般の方々にも役立ててもらえないだろうか——いつしか自然に、私はそう思うようになっていました。

勝負脳とは何か

ところで私は、スポーツを自分でするのも観《み》るのも大好きです。二〇〇四年のアテネ夏季オリンピック、〇六年のトリノ冬季オリンピックも時間の許すかぎりテレビ観戦していました。懸命に勝利をめざして戦うアスリートたちには、いつもながら大きな感動を覚えたものですが、反面、せっかくの晴れ舞台に立ったのにふだんどおりの実力を発揮できず敗れ去っていく選手の姿が、いつも以上に残念に感じられました。

そのとき、思ったのです。私が脳外科医として仕事をしながら知りえたこと、患者さんが体を張って教えてくれたたくさんの宝物のようなことは、これをテーマにすれば多くの人に日常生活のなかで役立ててもらえるのではないか、と。本書は、そのときのひらめきが結実したものなのです。

「勝負脳」という言葉は、私の造語です。言語を話す知能、数を計算する知能、空間を認識する知能などとともに、人間の脳に本来そなわっている知能のひとつを、こういう言葉で表したものです。

具体的にはどのような知能なのかをひとことで答えれば、勝負に勝つための戦略を練る知能ということになります。そういうとずいぶん高度なものに思われるかもしれません。

「自分は勝負事はやらないから関係ない」と思う方もいるかもしれません。

しかし、思い出してみてください。みなさんがまだ子供の頃、友だちといろいろな遊びをしたと思います。腕相撲に指相撲、トランプ、かるた、おはじき、将棋や五目並べ、若い方々ならテレビゲームが主になるでしょうか。いずれにしても、みなさんの遊びの多くは「勝負」することで成り立っていたはずです。そして、みなさんが幼いときであればあるほど、つまり本能に忠実であればあるほど、ひたすら勝負に勝ちたい一心であの手この手と、相手の意表をつくような作戦を考えたのではないでしょうか。

これが勝負脳です。勝負に勝ちたいと願い、相手を上回る戦略をあれこれと考えることは、人間にそなわった本能のひとつなのです。そしてこの勝負脳は、みなさんのふだんの生活、仕事、あるいは勉強など、必ずやりとげなくてはならないことに立ち向かううえでも必要なものなのです。

なぜ人間はそのようなものを身につけたかといえば、人間も動物の一種であるからにほかなりません。動物は、ほかの生き物との戦いに打ち勝って、食べていかなくてはならない宿命を負っています。命がけで抵抗する相手を倒すには、戦略が必要です。アフリカの草原では、肉食動物たちがときに集団で連携を組み、みごとに戦略的な行動で獲物を追いつめています。人間とて、まだ文明のない原始時代から、巧妙な罠《わな》を仕掛けて巨大なマンモスの肉にありついていたのです。勝負脳は、生命進化の悠久の歴史のなかで、人間にも自然にプログラムされたものなのです。

知らずに負けるのはもったいない

話をオリンピックに戻します。

優秀なコーチと綿密な強化計画のもと、人一倍の猛練習をして世界のトップレベルの実力を身につけた選手たちが、その力をまったく発揮できずに敗れ去っていく姿を見て、私は心を痛めつつも確信しました。彼らが敗れたのは、勝負脳の使い方を知らなかったからだと。

いざというときに緊張して体が動かない、集中すべきときに注意が散漫になる、接戦になるといつも競り負けてしまう、相手が勢いづくとすぐにあきらめてしまう……そんな選手がどれだけ多いことでしょう。これらの負けパターンに陥る理由は、それを克服する脳の仕組み、勝負脳の使い方を知らないからです。じつにもったいないことです。脳の仕組みを知り、勝負脳を鍛えることで、こうした弱点は完全に克服することができるのです。

自分は勝負事はやらないという方も考えてみてください。人生には勝たなくてはならないさまざまな局面があるはずです。入学試験や資格試験、顧客獲得のための営業活動やプレゼン……そうした「勝負」とまったく無縁な人など、ほとんどいないのではないでしょうか。

もし、あなたが自分は実力に見合った結果が得られていない、という思いを抱えていれば、それは勝負脳が弱いためである可能性が大きいといえます。脳を知り、勝負脳の鍛え方を知れば、あなたの人生は劇的に変わるかもしれません。知らずに負けるよりも、知って勝ちたいではありませんか。

本書は、みなさんに楽しく読んでいただきながら、勝負脳を鍛え、全開に働かせるための方法を学んでもらう本です。「勝負」のわかりやすいモデルとして主にスポーツを例にとって話を進めていきますが、その内容はビジネスマンから受験生まで、すべての人たちにとって参考になるものです。この本を読んでくださった方々が人生のあらゆる勝負において、強く、しぶとく戦い抜き、すばらしい勝利を手にされることを願ってやみません。

第一章　脳はこんな働き方をしている

1 「意識」「心」「記憶」は連動している

意識は二つある

読者のなかには、序章で述べた話に戸惑っている方もいるかもしれません。

脳にはまだわからないことがたくさんあるのはわかった。林という脳外科医が自分の経験から知りえたことを世の中に役立てたいと思っているのもわかった。しかし、そのことと、オリンピックを観ていての思いつきとは、どこでどう結びつくのか。スポーツドクターならともかく、脳外科の臨床医としての知識と勝負脳とでは、あまり関係がなさそうではないかと。

そこで、私が自分にしか書けないテーマとして、なぜ勝負脳を選んだのかをお話ししましょう。

その前段として、またひとつ私の発見について話をしなければなりません。医学的な話が続きますが、勝負脳を理解し、活用するために非常に大切なポイントですので、ゆっくり読んでください。

それは、いままで科学の領域では扱われてこなかった、「心」にまつわる発見です。

発端は、重度の脳障害のため植物症となった患者の治療でした。植物症とは、ケガなどで脳に障害が起きてから三ヵ月たっても意識が回復しない状態をいいます。意識が回復しない状態が一年も続くと、植物状態ということになります。一般的には、植物症はまだ回復の可能性があり、植物状態は難しいとされています。しかし、二年間も意識がない状態から回復した例もありますので一概にはいえません。

その患者さんは、段階としてはまだ植物症でしたが、もう意識の回復は難しいと思われるほどの重症でした。私たちがしきりに名前を呼びかけたりして刺激を与えても、目は見開いているのですが反応は一切ありませんでした。

ところが懸命に治療を続けるうち、幸いにもこの患者さんが治ったのです。驚かされたのは、それだけではありません。会話ができるようになってから、その患者さんは私になんとこういったのです。

「私、覚えてますよ。先生が私に、ずっと話しかけてくれたのを」

いくら呼びかけてもまったく反応がなかったときのことを、この患者さんは覚えているというのです！

だとすれば、呼びかけや刺激への反応で意識の有無を判断するという判定法は、根底から覆されることになります。この患者さんには、意識があったのです。

いったい、これはどういうことなのでしょう。

私はこの不思議な現象を説明するために、「意識の二構成理論」、つまり意識は二つあるという仮説を立てました。人間の意識には、外からの刺激に反応する「外意識」と呼ぶべきものと、もうひとつ別に、外からの刺激をうけとめて脳内で情報を処理する「内意識」というべきものがあると考えたのです。この患者さんにあてはめれば、「外意識」がなかったときも「内意識」はあったのです。

二〇〇二年、私は学会にもこの理論を報告しました。しかし、この段階ではあくまで仮説にすぎません。「内意識」というものが本当にあるとすれば、それは脳のどの部分が司っていて、どのような働きをしているのか。それをつきとめることが、次の課題となったのです。

CT画像に映った「穴」

ところで私は、脳の治療をうけている患者さんたちを比べると、性格が明るい人ほど治りやすく、暗い人ほど治りにくいことに気づいていました。精神医学の分野では性格が明るい人は脳の中のドーパミン系の神経を、暗い人はアドレナリン系やセロトニン系の神経をよく使っていることがすでに提唱されていたことから、私は、ドーパミン系の神経を使う人のほうが脳の病気が治りやすいのだろうと理解していました。

さて、そこでもう一度さきほどの患者さんのケースです。もうだめだろうと思われたこの患者さんが治ったのも、ドーパミン系の神経をよく使う人だったからであろうと私は推測しました。事実、とても性格は明るい方でした。さらに、私が提唱する「意識の二構成理論」にもとづいていえば、この患者さんは外意識が機能しなくなっていても内意識は残っていたからこそ回復することができたともいえます。

このことから私は、ドーパミン系の神経と内意識には何か関係があるのではないかと考えました。

脳の中でドーパミン神経伝達物質を多く使うものには、記憶を司る海馬回《かいばかい》と、喜怒哀楽の中枢である扁桃核《へんとうかく》があります。もしかしたら、もう意識の回復が望めない、つまり内意識も失われてしまったとみられる患者の場合、この海馬回と扁桃核が損傷、あるいは滅失してしまっているのではないか、と考えたのです。

そのことを証明するには、そうしたケースの患者の脳をCT画像に撮影して確認する必要があります。しかしながら、海馬回も扁桃核も非常に小さい部位で、通常の撮影方法では存在が確認できないのです。たくさんの時間と、試行錯誤を経た末に、私にひらめきが訪れました。海馬回と扁桃核が「小さい」というのは、厳密には「薄い」のです。従来のように水平に脳をカットする撮影方法では、カット面に水平に薄く存在するこれらを捉えることは至難の業でした。ならば、海馬回と扁桃核が細長く伸びている面に垂直に、あごから頭頂にかけてカットするように撮影すれば、十分にその姿を映し出すことは可能なのではないか。

私はこの着想を実行に移し、撮影したCT画像を息をのんで確認しました。はたして、本来なら海馬回と扁桃核が存在しているべき場所には、空洞になったように穴があいているだけでした。意識が回復しない患者の脳では、これらが欠損していたのです（図1）。

モジュレータ理論の発見

こうして内意識とドーパミン系神経との関係をつきとめた私は、このことが何を意味す

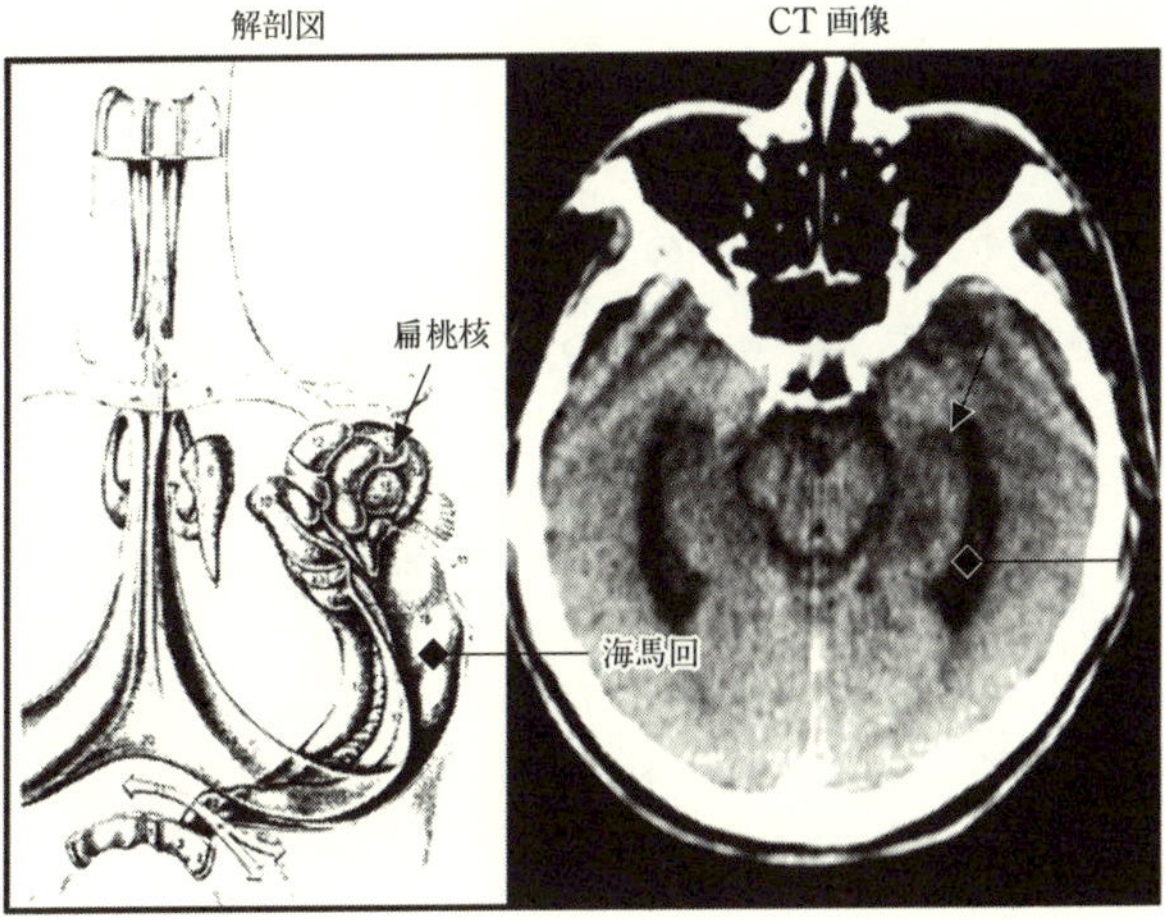

図１　植物症患者には高い確率で海馬回と扁桃核の異常が見られる

るのかを長い時間をかけて、考えつづけました。

人間はある刺激や情報を感知すると、それに対して外界に反応する（外意識）一方で、脳の内側にもそれらの刺激や情報を送り込む（内意識）。ドーパミン系神経は、どうやらこのときに欠かせないものらしい。

ドーパミン系神経についてはこれまでに、人間の性格に関係していることはわかっていました。その働きは、パーキンソン病の症状を見れば知ることができます。パーキンソン病とは、ドーパミン系神経の神経伝達物質であるドーパミンが脳の中で減ってしまうために起こる病気なのです。その主な症状は、顔に表情がなくなりこわばった状態になる、手や体が無意識にぶるぶると震える、歩いていても体が思うように前へ進まない、といったものです。いわば人間が極度の緊張にとらわれたときの状態になるのです。それは別の言い方をすれば、何かを思ったり感じたりする機能を失った状態、いわば「心」を失った状態ともいえるのではないでしょうか。

私はこのように推論しました。

ドーパミン系神経は、意識(内意識)によってもたらされる刺激や情報によって、何かを思ったり感じたりするという働きをしている。人間の「心」と呼ばれるものは、このとき発生しているのであり、具体的には、脳の中の海馬回をはじめとするドーパミン系神経群が「心」の生まれる場所なのだと。

もうひとつ重要なことがあります。海馬回は「記憶」を司る場所であるということです。つまり、人間の「意識」「心」「記憶」は、海馬回でつながっていて、それぞれが連動しながら機能していると考えることができるのです。そして、おそらく海馬回をはじめとするドーパミン系神経群には、この三者の連動を適切に調節する働きが課せられていると思われます。このことから私は、三者の調節(モジュレータ)機能を果たすこれらの神経群を、「モジュレータ神経群」と呼ぶことにし、「意識」「心」「記憶」は連動しているという

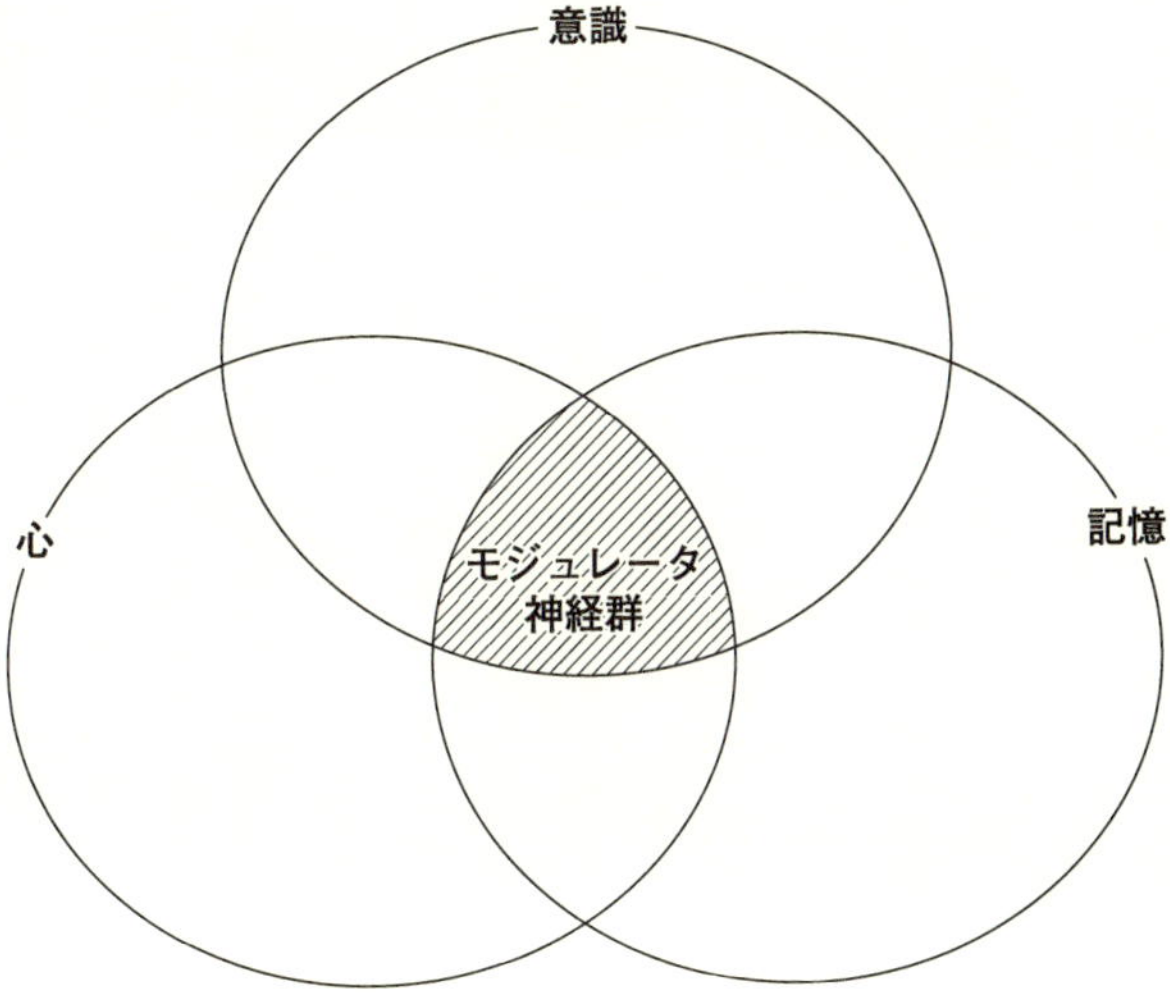

図2　モジュレータ理論——意識、心、記憶は連動して機能している

この理論を「モジュレータ理論」と名づけました（図2）。これまでは、意識は医学の世界、心は文学や哲学の世界、記憶は教育の世界で語られてきました。しかし、それらはばらばらに存在するわけではなかったのです。

私がこの理論を一般書に発表するのは、この本が初めてです。本書では以下、海馬回をはじめとするドーパミン系神経群のことをモジュレータ神経群と記述していきますが、この言葉はまだ一般には認知されていない、私の造語であることをご承知おきください。

このモジュレータ理論のなかでも、私たちにとって大きな関心の的となるのは記憶と心が連動しているという点でしょう。

記憶は、人間の脳が持っているさまざまな知能の根本となるものです。人間は記憶をもとにものを考え、判断し、表現しています。その記憶が心と連動しているということは、とりもなおさず、人間の知能が心と連動しているということになります。いうなれば「頭がいい」人になれるかどうかにも、心が大きく関係してくるのです。心をうまく使って頭をよくする方法は、のちほどくわしく述べますので楽しみにしていてください。

ただし、一口に知能といっても人間の知能にはさまざまな種類があります。序章でお話ししたように、勝負脳もそのなかに含まれています。そして勝負脳こそは、数ある知能のなかでも、もっとも心と強く影響しあう知能といえるのです。

正念場になると緊張する、相手に対する恐怖心にとらわれる、集中できない、なんとなく勝てる気がしない、これらはすべて心の問題です。心がこうした状態にあると、勝負脳は発揮できません。逆に勝負脳を鍛えれば、こうした問題は解決できるのです。

私が勝負脳をテーマに選んだのは、脳と心が連動していることを、もっとも端的に物語ってくれるからともいえます。つけくわえれば、勝負脳の働き次第で、ときに私たちの人生は大きく左右される、そんな切実な役割を背負った知能であることも理由のひとつです。

さて、ここまでご理解いただけたら、次に「記憶」についての話をしたいと思います。じつは記憶は、おそらくみなさんが想像している姿とはまったく違う素顔をもっています。そして、そうした記憶の正体を知ることが、勝負脳を鍛えるうえでもどうしても必要なのです。

2　イメージ記憶とは何か

先述したように本書は主としてスポーツをモデルにして話を進めていきます。これから始める記憶の話も同様です。

スポーツというと記憶や脳とは関係なさそうですが、それはまったくの誤解です。実際にボールを投げる、蹴《け》る、などの一見単純そうな運動ひとつおこなうためにも、人間の脳の中ではたくさんの機能が働いているものです。その機能をすべて述べようとしたら、分厚い脳科学の専門書が一冊できるくらい膨大なものになってしまいます。

人間の脳は自分を守る自己保存の本能を持っていて、面白くないもの、難しいものは避ける行動にでるため、そんな分厚い本を書いたら最後まで読んでもらえなくなります。この最悪のパターンだけは避けなければなりません。

そこで、ここからは人間が運動をおこなうときにどう記憶を働かせているかを、できるだけ単純に述べることにします。

バッターはなぜ豪速球が打てるか

まずは野球のバッティングを例にとってみましょう。

プロ野球のバッターは、時速一五〇キロものスピードで向かってくる豪速球を打ち返しています。これは、少し考えてみれば神業ともいえるすごいことで、脳の高度な働きなくしては不可能な運動なのです。

ピッチャープレートとホームベースの間の距離は一八・四四メートルです。ピッチャーが時速一五〇キロ以上のボールを投げたとき、ホームベースに到達するまでの時間は単純計算で〇・四五秒を切ることになります。

一方で、プロのバッターがバットをスイングするのにかかる時間はおよそ〇・二秒といわれています。また、脳が体に命令を下してから実際に体が動くまでの神経反応には、約〇・三秒弱を要します。すると、脳がボールを見て「打て」と体に命令してから、実際にスイングを完了するまでには合計で〇・五秒弱の時間が必要ということになります。

つまり、ほんの少しだけボールが到達する時間のほうが短いため、理論的にはバッターが一五〇キロのボールを打つことはできないのです。しかし、実際にはプロの選手は一五〇キロ以上のボールでもホームランにしてみせることがしばしばです。これはいったい、なぜなのでしょう?

じつはここに、野球に限らずあらゆるスポーツにおいて、その人が運動が上手になるか、それともいつまでたっても上達しないかの鍵を握る記憶の仕組みがあるのです。

「イメージ記憶」という言葉を聞いたことがあるでしょうか。物事をありのまま記憶するのではなく、その物事についてのイメージを自分の頭の中でつくりあげ、それを記憶することをいいます。じつは人間の記憶はすべて、このイメージ記憶によっておこなわれているのです。みなさんも、自分の記憶に絶対間違いがないと思っていたのに、じつは勘違いだったという経験があるのではないでしょうか。これは私たちの記憶がイメージ記憶であるために起こる現象です。

バッティングとは、真実そこにボールがあることを認識して、そのボールを見ながら打っているものだと考えている人は多いと思います。たしかに野球のコーチは「ボールをよく見て打て」といいます。しかし、プロのバッターが豪速球を打ち返すとき、じつはボールを見ている脳と同時に、ボールを見ていない脳も使っているのです。さきほどの計算のように、ボールが投げられてからバッティング動作に入ったのではどうしても対応時間が少なくなって振り遅れになります。そのためバッターは、ピッチャーが投球動作をしている段階から、ボールが手元にくるまでの軌道をイメージ記憶をもとに予測して、バットを振るのです。だから、時速一五〇キロ以上の豪速球でも打つことが可能になるのです。

経験を積めば積むほど、ボールの軌道の記憶はたくさん蓄積されていきます。バッティングの達人とは、過去に成功したときのイメージ記憶を膨大に蓄え、それをあらゆるボールに対して当てはめることができる人のことです。

ここでバッターの運動動作と脳の働きについて、少しだけ専門用語を使ってみていきましょう。ピッチャーから投げられたボールの情報は、脳の後頭葉《こうとうよう》にある視覚中枢を経て、海馬回に入ったあと、さらに前頭連合野《れんごうや》に到達し、そこでの判断によって体の運動系が動く、という仕組みになっています。

ここで重要なのは、どんなボールが来たか、そのボールをどう打ったかという情報は、海馬回を使って記憶されているということです。海馬回はもう言うまでもなく、記憶を司ると同時にモジュレータ神経群の主要な部位でもあるのですが、じつは海馬回によっておこなわれる記憶とは、短期記憶なのです。つまり、記憶が長続きせず、いったん忘れる仕組みになっているわけです（次ページ図3）。実際にはボールについての過去の記憶は、ほとんど脳内で再構成されたイメージ記憶でつくられているのです。ピッチャーから投げられたボールを見たバッターは、過去のイメージ記憶の中から該当する記憶を呼び出し、それにボールを重ねあわせることで打つことができるのです。

どんなボールでも打てるようになるためには、これまでうまく打てたボールをすべて記憶することが大切です。ピッチャーから投げられたボールを見て、これは前にホームランを打ったときと同じ球筋のボールだと脳が判断できれば、再度ホームランを打てる可能性が高くなります。つまり、うまく打てたボールをたくさん記憶していることが優れたバッターの条件となるのです。

かつて「打撃の神様」と呼ばれた巨人軍の川上哲治選手は、バッティングのときに「ボ

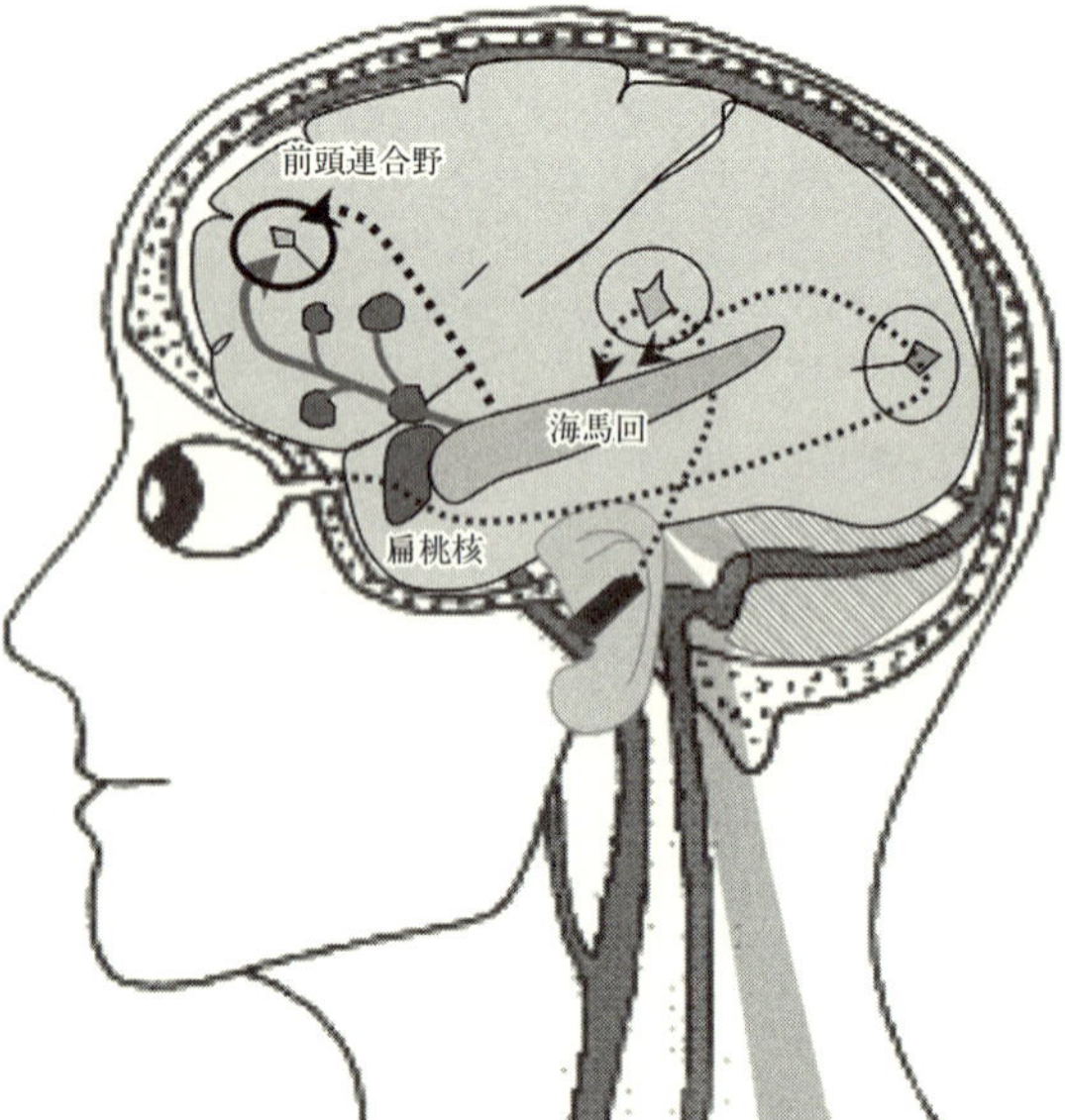

図３　記憶は忘れるようにできている

見たり聞いたりした情報は短期記憶中枢の海馬回でいったん忘れられ、再構成されて前頭連合野に伝えられる。情報は扁桃核からも伝えられるールが止まって見える」とコメントしたことがあります。しかし、ふつうに考えて時速一五〇キロ以上のボールが止まって見えるわけがありません。彼にはどのような現象が起きていたのでしょうか。ホームランを打ったボールの球筋を記憶して打っている程度の脳の使い方でないことは明らかです。おそらく彼は、ボールを反対方向へ打ち返す瞬間、ボールが方向を変えるそのわずか一瞬まで、ボールの残像を記憶にとどめていたのでしょう。大変な集中力があって初めて可能になることです。川上選手が打撃の神様と呼ばれた理由は、ここにあったように思えてなりません。

このように優れたバッターほど、脳を駆使して優れたイメージ記憶を自分のものにしています。逆にいえばボールがよく見えないという人は、脳をあまり使っていないということになるのです。

これをピッチャーの立場からいえば、バッターのイメージ記憶をなんとか狂わせようと、ボールを離すタイミングを変えてみたり、ボールが見えにくいような投球フォームを考えたり、と工夫することになります。野球も脳科学の戦いなのです。

イメージ記憶はあらゆるスポーツにおいて重要です。いい選手になりたければ、このイメージ記憶の能力を鍛えれば確実に上達します。それにはどうすればよいかは、引き続きこの章で述べていくことにします。

ぜひ銘記していただきたいのは、人間の記憶はすべて、短期記憶中枢である海馬回でおこなわれるということです。記憶とは、そもそも短時間で消える仕組みになっているのです。

私たちは常日頃、一次的な記憶そのものではなく、脳内で再構成されたイメージ記憶でものを考えたり運動したりしているのです。覚えたことをすぐ忘れてしまう、あるいは自分は勘違いが多い、と悩んでいる方は多いと思いますが、悩む必要はまったくありません。記憶とは、そういうものなのです。

マイケル・ジョーダンの予知能力

別のスポーツを例にあげながら、イメージ記憶についてもう少し理解を深めていただきましょう。

私は以前、アメリカに留学していたときに、バスケットボールの神様といわれたマイケル・ジョーダン選手のプレーを見たことがあります。その技は、驚くべきものでした。相手のディフェンスが鉄壁でおよそシュートするのは困難に思える状況でも、ボールを持って空中に飛び上がり、一瞬そこで体が止まったように見えたあと、さらに体をひねりながら体と腕を上に伸ばしてシュートを決めるという、まさに神業としかいいようのないプレーを何度も目にしたものです。

あるとき、ジョーダン選手がインタビューに答えて、

「僕はシュートする前にドリブルをしているときから、次に投げるボールがゴールインするかどうかがわかる」

とコメントしていました。ボールを投げた瞬間であれば、ゴールインするかどうかは一流選手ともなれば予知することは可能でしょう。しかし、ボールを投げる前の、まだドリブルをしている段階からゴールインがわかるとなると、まるで予知能力でもそなえているかのような話です。彼のその能力はいったい、天性のものなのだろうか？　私は脳科学の視点から、大いに興味を持ちました。はたして、未来を予測する能力を人間の脳が生み出すことはできるのか。できるとすれば、どんな訓練をおこなえばその能力を身につけられるのか。私は謎解きをしてみました。

「投げる前に結果がわかる」という例に近いものとして、私が思い出したのはキャッチボールです。キャッチボールをするときに私たちは、相手までのおよその距離を目測して、

腕をこの高さまで上げて、このくらいの力で投げればちょうど相手の胸元に届くはずだ、と計算することができます。簡単な物理や数学の知識を思い出せば、誰にでも可能なことでしょう。しかし実際には、いくら計算をして投げても、思うようなボールは投げられないものです。ところが不思議なことに、投球動作に入る前から「相手の胸元へ投げよう」という気持ちを持って投げると、相手が近くにいようが少し離れていようが、計算などしなくても自然に胸元へボールを投げることができます。

バスケットのシュートはキャッチボールとは違いますので、ボールを投げるときの体や脳の使い方もずいぶん異なっているはずですが、両者に共通するものを探してみると、そこにジョーダン選手の謎を解き明かす答えがあるかもしれないと私は考えました。

さきほど述べたように、私たちの記憶とは、忘れたものを脳内で再構成して作りあげたイメージ記憶で成り立っています。

「胸元へ投げよう」という意識を持って投げるとそのとおりに投げられるのも、じつはうまく投げられたときのイメージを脳が記憶していて、そのときの動作を体に再現させているからです。これはバスケットのシュートでも同じでしょう。過去の成功したスローイングのイメージを繰り返し脳内で反復し、そのイメージ記憶をシュートの際に再現させているわけです。

私は考えました。ジョーダン選手の場合は、このイメージ記憶をかなり前の段階からつくっているのではないか。ドリブルの段階から早くも、成功したスローイングのイメージ記憶がつくられていて、指先からボールが離れる最後の瞬間まで、それを持続させてシュートしているから、体がゴールインさせるように自然に動くのではないかと。だから、ドリブルの段階からゴールインすることがわかるようになる。いいかえれば、ドリブルの段階からゴールインを強くイメージしているからこそ、シュートが成功するということなのではないでしょうか。反対に、何らかの理由でイメージどおりに体が動いていないのを感じているときは、シュートを打つ前からこれは失敗するということもわかるのでしょう。

ジョーダン選手の予知能力とは、ゴールインを常人よりもはるかに早い段階から強くイメージすることによってもたらされるものであり、本当は予知能力があることがすごいのではなく、イメージ記憶をうんと手前から出発させているところに彼のすごさがあるのだろうというのが私のたどり着いた答えです。ボールの軌道をぎりぎりまで見極め、ボールが止まって見えた川上選手はイメージ記憶の終わりが常人より遅いといえますが、ドリブル中からゴールを予測するジョーダン選手は、それとは逆にイメージ記憶の始まりが早いといえるのでしょう。

このジョーダン選手の例は、私たちがやっているキャッチボールにも大いに学ぶべきところがあります。いいボールを投げるには、「相手の胸元に投げよう」というイメージを早い段階から強く持ち、うまく投げられたときのイメージを研ぎ澄ますことが大切なのです。それができてくると、動作を起こした段階から「今度もいいボールが投げられそうだ」「あっ、ちょっとイメージと違うな」ということがいち早く察知できるようになるのです。

ここまで考えてくると、記憶と心は連動しているというモジュレータ理論を思い出していただけるのではないでしょうか。脳のイメージ記憶をうまく呼び出すためには、「いいボールを投げよう」といったイメージを心に強く持つことが非常に効果的なのです。

パットを成功させるコツ

今度はゴルフを例にとって、イメージ記憶のもう一つ別の側面を見ていきます。

最近は世界の一流ゴルファーのプレーをテレビで観る機会が増えてきましたが、選手たちの技術が高度になればなるほど、勝負を分けるのは豪快なドライバーショットよりも、パッティングなのだなとつくづく思います。なかには普通では考えられないところから連続して奇跡的にカップインさせる選手もいます。そうかと思えば、パッティングのうまさには定評がある選手が急に入らなくなるという不思議なこともあります。ときには緊張のあまり腕が動かなくなる「イップス」という現象に襲われる選手もいます。つねにふだんの練習どおりにカップインを決める安定したパッティング技術の習得は、ゴルファーならプロ・アマに関係なく、誰しも願っていることではないでしょうか。

パッティングが絶好調だった選手のコメントは非常に参考になるはずです。しかし、報道を注意して見ていても、えてして「カップまでボールが入る透明な線が見えた」「カップが普通より大きく見えた」「何となくカップインする予感がした」……などといった一見、意味不明な言葉が並んでいるものです。はたしてこれらの言葉は、パッティングについて何を示唆しているのでしょうか。

さきほどから私はイメージ記憶の話をしているわけですが、パッティングこそはイメージが大切、とはよくいわれるところです。しかし、グリーンの傾きを考え、プロ選手がいうとおり「カップまでボールが入る透明な線」をイメージしてボールを打っても、なかなかカップインしないものです。イメージした打ち方より少しでも強くボールを打ってしまうとボールはあまり曲がらず、逆にカップにボールがちょうど届くように打ったつもりでも、カップ近くでボールの転がりが急に遅くなって予想以上に手前で曲がってしまうということになりがちです。キャッチボールのように空中にボールを投げるのと違って、複雑な条件に左右されるグリーン上でボールを転がすにはより正確で繊細な運動が求められるため、カップに入る軌道をイメージして打つだけでは、つねにカップインするとは限らないのです。

もちろんパッティングには、正確にボールを打つための立ち方、グリップ、目線、ボールと体の間合い、テイクバックの距離などなどのフォームを身につける必要があります。また、グリーンの傾きや芝の状態を読み取る技術もマスターしていなくてはならないでしょう。それらについては専門書を参考に訓練していただくこととして、ここでは、そうした基本は身につけた人が、本来の実力どおりの確率でカップインさせるためにはどうすればよいかを考えてみたいと思います。なにしろ、プロの選手でもふだんどおりの実力を発揮するのは難しいのがパッティングなのですから。

よく、カップのまわりに頭の中で一メートルの円をイメージして、その円の中にボールを入れなさいとアドバイスしている指導書を目にしますが、このように不明確なイメージの描き方は、ゴルフのような繊細で正確な技術を求められるスポーツには適しません。このような思考を導入していては、いくら練習しても上達しないばかりか、わざわざ上達しない脳をつくっているようなものです。

答えは、カップインではなく、ボールの転がり方をイメージして打つことです。どこからどのようにカップインさせるかという目的達成までのプロセスを、イメージ記憶してパッティングするのです。

これも脳のモジュレータ機能を利用した方法である点では、バスケットボールやキャッチボールと同じです。しかしゴルフのパッティングはあまりに繊細すぎて、カップインにイメージを置いてもモジュレータ機能がうまく働いてくれません。ところが、もっと手近な目標、よいボールの転がり方をイメージすれば、モジュレータ機能がちゃんと働いて正しいパッティング姿勢になり、パターの芯でボールが打てるのです。

不思議なことに、正しいパッティング姿勢になっていないとイメージ通りのボールの転がり方になりません。また他人のパッティングがカップインするか気にしていたり、距離とか曲がり具合を頭の中で計算したりしても決して正しい姿勢にはなりません。逆にいえばボールの転がり方をイメージして打つと、自分の体もそれに合わせて自動的に調整する動きをし、自然に正しい姿勢が生まれるのです。ゴルフを愛好する読者のなかには、初めにオーバーしすぎるとその返しは打ち切れずショートした経験をお持ちの方があるかもしれません。これは、ボールの転がり方よりもカップインという目的に心が動いてしまったからです。もっとグリーンにおけるボールの転がり方に注目しましょう。

パットに成功した選手たちのコメントも、このことを意識して読むと納得できると思います。どの話からも、自分からカップインを追い求めたのではなく、気がつくとカップに入っていた、という心理状態だったことが窺《うかが》えます。彼らはカップインではなく、もっと手近な目標に向けてイメージ記憶をつくっていたのです。

しかし、ボールの転がり方をイメージ記憶すればよいとはいっても、それとて簡単なことではありません。そこでひとつ、イメージ記憶の性質をうまく利用する方法をお教えしましょう。自分の得意なこと、好きなことと連動させてイメージ記憶をつくるのです。女子プロゴルファーの茂木宏美さんは、

「パッティングの極意はボールを打つときの音を聴き分けることだ」

と話していたことがあります。つまり、うまくボールが転がったときのイメージを音で記憶しているというのです。茂木さんは、非常に音感の優れた人です。そして、自分の好

きなこと、得意なことを考えるとき、心の機能が高まり、いわゆる「やる気」が出ます。その状態で何かを覚えれば、心と連動して記憶の機能も高まるというわけです。茂木さんはこの脳の特性をじつに巧みに利用しているといえるでしょう。音に限らず、自分の得意なものと連動させるこの方法は、あらゆる学習において非常に有効です。

脳がイメージするとおりのパッティングの成功を積み重ねてゆくと、やがてカップとボールを見ただけでカップインが予測できる脳が生まれてきます。ジョーダン選手の予知能力と同じです。反対に、「入りそうにないな」と感じた場合は、手もそのように動きますので悪い予測が的中してしまいます。その場合は、必ず動作を中止して仕切り直すべきです。脳科学を使えば、プロに負けないパッティングの名手になることも不可能ではありません。

外科医もイメージ記憶を鍛えている

ここで少し、私の専門である脳外科医の世界の話をします。パッティング以上に、絶対に失敗が許されないという緊張状態で脳外科医たちはいかに実力を発揮しているか、という話です。

たとえば、脳の血管閉塞《へいそく》部位に血流を再開通させるために、頭皮の血管と脳虚血部の血管をつなぐ（吻合《ふんごう》）という手術があります。この場合、直径わずか一ミリの血管に、これも髪の毛ほどの細さの針糸を八～一〇本も通して縫い合わせるという技術が必要になります。少しでも緊張して力の入れ方をまちがうことは許されません。力の入れ方がほんの少し強すぎるだけでも針糸は切れてしまいますし、逆に力の入れ方が少しでも弱すぎると血管がうまく縫い合わされず、縫ったところから血液が漏れてきて手術は失敗してしまうのです。

また、クモ膜下出血を起こす脳動脈瘤《どうみやくりゆう》摘出手術の場合、動脈瘤によっては血管の壁が薄く中で血流が渦巻いているのが透けて見え、いまにも破裂しそうなものがあります。癒着部をほんの少しでも動かすと、動脈瘤が破裂して一瞬に手術野が血の海になり、手術ができなくなってしまうのです。

しかし、このような状況においても脳外科医には、失敗は許されません。どんな困難に遭遇しても絶対に手術を成功させる、手術の達人であらねばならないのです。

そのためには、できるだけたくさんの手術を経験して、腕を鍛え、自信をつけることはもちろん重要です。しかし、それだけでは手術の達人にはなれません。

術前の綿密な手術戦略の組み立て、どんな状況にも動じない心、何時間でも集中して手術ができる疲れない姿勢、危険性の高い行動を手術に持ち込まない行動習慣、手術チーム全員が力を発揮できる状況を作り出す人間性……これらをそなえることではじめて、どんな困難にも対応できる脳外科医に近づくことができるのです。

しかし、これではまだ十分とはいえません。さらに脳外科医には、これを欠かしては適性すら否定される絶対に必要な能力があるのです。

みなさんは「凄腕《すごうで》の外科医」と聞けば、難しい手術を緊張の連続の末に感動的に成功させる漫画のブラック・ジャックのような人を想像するかもしれません。しかし、プロの考え方は違います。凄腕の外科医とは、淡々とむだな動きをいっさい排除し、心の動揺もなく、流れるように自然に手術を成功させ、術後の合併症も絶対作らない人です。私たちはそんな外科医にこそ憧れ、みずからもそうなるべく努力しています。

そのために不可欠なのが、自分の体や患者の頭がどの方向に向いていても、どこに脳の重要な場所があるかが迷わずわかる、空間認知の能力です。脳外科医たちは、イメージ記憶をつかってこの空間認知能力を鍛えているのです。

それでは、イメージ記憶を使った脳外科医の訓練法を紹介します。

まず、脳全体の形や構造を記憶します。ついで、どの部分に手を動かす脳細胞があり、足を動かすところ、言葉を話すところや聞きとる脳のヒダ（脳回）はどこにあるかなどをイメージ記憶します。目を閉じてもこれらが頭の中で思い出せるようになったら、実際にいろいろな人の頭を見て、その中にある脳表の形と機能部位をイメージできるように訓練します。さらに、自分の頭をさまざまな角度に傾けて、目線が横になったり斜めになったりした状態で目を閉じても、同様にイメージが出せるかを訓練します。とくに、一番深い脳の底や脳幹部近くの手術をおこなう場合は、仰向けの状態に寝ている患者の頭を少しずつ斜めに傾けながら、脳の重さを利用して頭蓋底と脳の間に隙間《すきま》をつくり、脳をできるだけ圧迫しないような頭位を工夫して手術に入らなければなりません。このとき、頭がどんな方向に変わっても、脳の立体構造と重要細胞がどこにあるかを空間的に認知していることが必要になってくるのです。また、二〜三センチメートルの狭い隙間から脳の深いところを手術するときなどは、近くにどのような脳細胞があるかもわからない状態では、思わず大切な場所を傷つけて合併症を起こす危険性もあります。こうしたことから、脳をどんな角度でもイメージできるようなトレーニングが日頃から欠かせないのです。

手術前にも、実際に手術をする患者の頭をイメージしながら、手術の手順とそれにともなって変化する脳内の見え方やその周囲にある重要脳細胞の位置などを、何度も繰り返しイメージします。地図を逆さにすると読めなくなってしまう人は、残念ながら脳外科医には向いていないようです。

お箸の国の人はやはり器用

イメージ記憶からは少し離れますが、話が出たついでですので私たちがふだん実行しているトレーニング方法もご紹介しておきましょう。

①危険を避ける行動を心がける

手術のみならず、あらゆる医療においては間違いがあってはなりません。そんな職責にある外科医の場合、危険状態から脱却する能力を鍛える前に、危険状態に追い込まれないことが大切なのです。このため私たちは、日常の行動からそのことを意識しています。

たとえば、目の前にお茶を入れた湯呑《ゆの》みがあって、その先五〇センチのところにある辞書をとろうとする場合、多くの人はそのまま手を辞書に伸ばすでしょう。もちろん、それで何の問題もありません。しかし、プロの脳外科医はそうはしません。手を伸ばした際に袖《そで》が湯呑みに触れて倒れてしまう可能性を考えて、湯呑みを先に横にどかせてから辞書に手を伸ばすのです。このように、もしかしたらという危険を伴う行動は避けることが習慣になるように心がけているのです。

②緊張しない集中力をつける

脳外科の手術では、つねに安全な状態で手術ができるということはありえません。予想外の危機に直面し、ときに自分の腕一つが患者の生死を分けることもあります。たとえば、私が執刀した手術で、頭蓋骨を開頭して脳の表面を覆っている硬膜《こうまく》をあけたとたん、脳の奥深い見えないところが出血していて血がドクドクと湧き出ている状態に遭遇したことがありました。出血源は見えず、脳はどんどん腫《は》れてくる。このままでは確実に脳が飛び出して死は避けられない、絶体絶命の状態です。こんなとき、「どうしようもない」と思った瞬間、手術はお手上げになります。プロの脳外科医はこのような場合、自分が持っている能力のすべてを結集し、すばやい決断と実行で対応します。緊張して腕が発揮できないのでは、などということは考えたこともありません。こうした危機一髪の状態では、自分でも怖いくらいに人格が変わって、完全に戦闘モードとなって腕を振るうのです。人間が命がけで集中すると、自分の立場を忘れ、人格まで変えて目的を達成しようとするのだと思います。このような状態にいながら緊張するということは、まだ自分の立場や評価を考えていて、集中しきれていないのだともいえるでしょう。緊張するのは、集中していないからなのです！

ところで、絶体絶命の状況となったその手術は、どう乗り切ったかといえば……まず出血のスピードを遅くするために、手術台を変えて患者を座った状態に近づけ、頭にあまり血流がいかないようにしました。次いで頭の向きを頭蓋骨の底と脳が隣り合わせの状態で真上に向くように変え、少しずつ脳を床の方に傾けると、頭蓋底と脳の間に五ミリほどの隙間が生まれます。その隙間から、あふれ出てくる血を吸引機で吸い取っていくと、やがて破れた動脈瘤の先端部分が見えてきました。ここで迷わず、動脈瘤ごと吸引すると、血液は吸引機の中を飛ぶように吸い込まれていきます。血圧はみるみる下がってしまいましたが血液は手術野に出てこなくなったので、吸引機の先にぶら下がっている動脈瘤の根本が確認でき、これをクリッピングして手術を成功させました。奇想天外の手段ですが、いざとなるとこんな方法も人間は考え出せるのです。

③決断と実行

外科医がもう一つ大切にしているのは、決断と実行の的確さ、速さです。決断と実行が遅い医者は、外科医には向きません。理由はいうまでもないと思いますが、難しいのはそれをどう身につけるかです。

決断と実行を速くするには、一瞬の観察でその本質を見抜く観察力の鋭さを鍛えることが求められます。そして、自分の判断を勇気をもって実行する気持ちを鍛えることです。そこに、迷いがあってはなりません。そのためには常日頃から、自分の行動や判断を後悔しないという気持ちを高めている必要があります。しかし、人間は間違いのない判断や行動がいつもできるとは限りません。そこで成功しなかったときはその理由を一つ一つ丁寧に記録し、何度もその記憶をたどる作業を繰り返すことが大切です。

④目線と姿勢

ここまではおもに心構えの話をしましたが、次に脳外科医がふだんおこなっている身体的な鍛錬を紹介します。プロの脳外科医たちは、何時間でも疲れずに同じ姿勢を続け、繊細な手術をおこなわなくてはなりません。そのためには、つねに軽いタッチで手術道具を操作できることが不可欠であり、ふだんからそのトレーニングを怠りません。そのとき重要なのが、目線と姿勢です。

みなさんはふだん、自分の目線をどこに置くように意識していますか。目線は、見えている内容のみならず、距離感や空間認知能力をもたらし、平衡感覚機能を発揮して安定した姿勢を作るために非常に大切なものです。歩行時も目線をどこに置くか一つで、バランスのいい歩き方にもなれば、悪い歩き方にもなります。

私の場合、日常生活において手を使って作業をするときはつねに、次のことを意識しています。

両肩（点Ａ、点Ｂ）と両目の間（点Ｃ）を結んでできる三角形ＡＢＣをイメージする→辺ＡＢを軸にして、Ｃを体の前の方に回転移動させる→机など作業をする台の高さにＣが来たら止めて固定し、Ｃ′とする→作業をするときはつねにそのＣ′の位置で手を動かす。

この目線の置き方が、もっとも正確な手術ができるからです。本を読んだり、字を書いたりするときも、私はこうしています。とくに字を書くときは、正確な腕の動きと空間認知能力を鍛えるために、止めるところ、つなげるところを正確に書くようにも気をつけています。大学病院でも研修生のなかには、あっちこっちに向いた字を書いたり、いいかげんな形の字を書いたりする者もいますが、私はそんな研修生には外科医になることはすすめないようにしています。一流のスポーツ選手も、プレーが成功するときはつねに目線が一定しているはずですので、注目してみてください。

次に姿勢です。私が心がけているのは、「いつでも真上に飛び上がれる状態の姿勢」を保つことです。この姿勢をとると、運動時に体の軸を作るうえに、長時間続けても疲れにくいので集中力が持続するようになります。ぜひみなさんも、日頃の生活で実践してみることをおすすめします。

また、緊張時に心の安定を保つ方法として、呼吸法を使って副交感神経の機能を高める訓練を習慣的におこなっています。具体的には、両手を胸の前で突き出すようにして握りこぶしを作り、大きく息を吸って、ゆっくりとできるだけ時間をかけて息を吐きながら腹筋を固く締め、同時に握りこぶしを左右にねじるのです。これは、両肩甲骨の間にあるバランス姿勢を保つ筋肉のストレッチ運動になると同時に、心臓の脈拍に関係する自律神経を鍛える方法にもなります。朝めざめたときとか、時間の空いているときなどに習慣的にこの訓練を続けていると、徐々に異常緊張しない自分ができあがってきます。

ひとつ、面白い話があります。私がある年、アメリカの大学に研究生を指導しに出かけたときのことです。

　私が教えることになったアメリカ人の若者たちは、成績は大変優秀なのですが手術をやらせてみると手先が不器用で、見られたものではありませんでした。観察していると、みな両手の脇が大きくあいているため、微妙な手先のコントロールができないのです。「ははあ」と思った私は、彼らにこう言い渡しました。

「これから一ヵ月間、食事をするときは必ず箸を使うように」

　一ヵ月後、彼らはみな脇が締まり、見違えるように手先が器用になっていました。最初に彼らの脇があいた姿を見た私は、ナイフとフォークを使う様子を連想し、文化の違いに気づいたのでした。

3　こうすれば頭はよくなる

　イメージ記憶というものがだいたいどんなものかをつかんでいただくために、理論的なことは最小限にとどめ、スポーツ選手や脳外科医の実例をあげて話を進めてきました。ここからは、多少の専門用語もまじえながら、イメージ記憶とは何かを体系的に理解していただきたいと思います。とはいえ、難しい話にするつもりはもちろんありません。じつはイメージ記憶についてきちんと理解して活用していけば、運動がうまくなるばかりか、頭もよくなるのです。読者のみなさんは、これから「頭がよくなる秘訣《ひけつ》」を身につけるつもりで読んでください。

私たちは学校で、教えられたことをちゃんと覚えているかをいつも問われてきました。しかし、たいていの人は覚えたことはすぐ忘れてしまうので、忘れないように繰り返し同じことを覚える作業が必要でした。この作業を勉強といってきました。この繰り返しの単純作業が面白くないので、勉強が嫌いになる人がたくさんいたわけです。しかし、なかにはそれほど勉強をしているようには見えないのに、テストではいつもいい成績を取る人がいます。そういう人を私たちは「頭がいい人」と呼んできました。

では、頭がいい人とそうでない人の違いは、どこにあるのでしょうか。これから努力することで、頭がいい人になることはできないものでしょうか。

できる、というのが私の結論です。このことに気づくまでに、私はいままで長い時間を費やしてきました。しかし読者のみなさんはきょう一日で、これから述べる「頭をよくする秘訣」を覚えてしまってください。

記憶はこれほど頼りない

頭がよくなるには、まず何といっても記憶力を高めることが必要です。記憶力とはいうまでもなく、見たり聞いたりしたことを覚えておく力です。

しかし、ここで誤解してはならないのは、これまでも述べてきたようにそもそも私たちの脳は、覚えたことをすぐに忘れる仕組みになっているということです。コンピュータのように、覚えたことがすべて脳のどこかにしまってあって、必要に応じてそれをぱっと引き出してくる、という仕掛けにはなっていないのです。つまり私たちの記憶は、真実を写真のように焼き付けているのではなく、頭の中で再構成されたイメージ記憶によってできあがっているのです。

そのことを納得していただくために、ここで一つ実験をしてみましょう。

次ページ図4の×マークの円の中心にある四つの四角い点を、三十秒間集中して見続けてください。その後、視線をゆっくりと図から離し、壁などの白いものを見て、まばたき

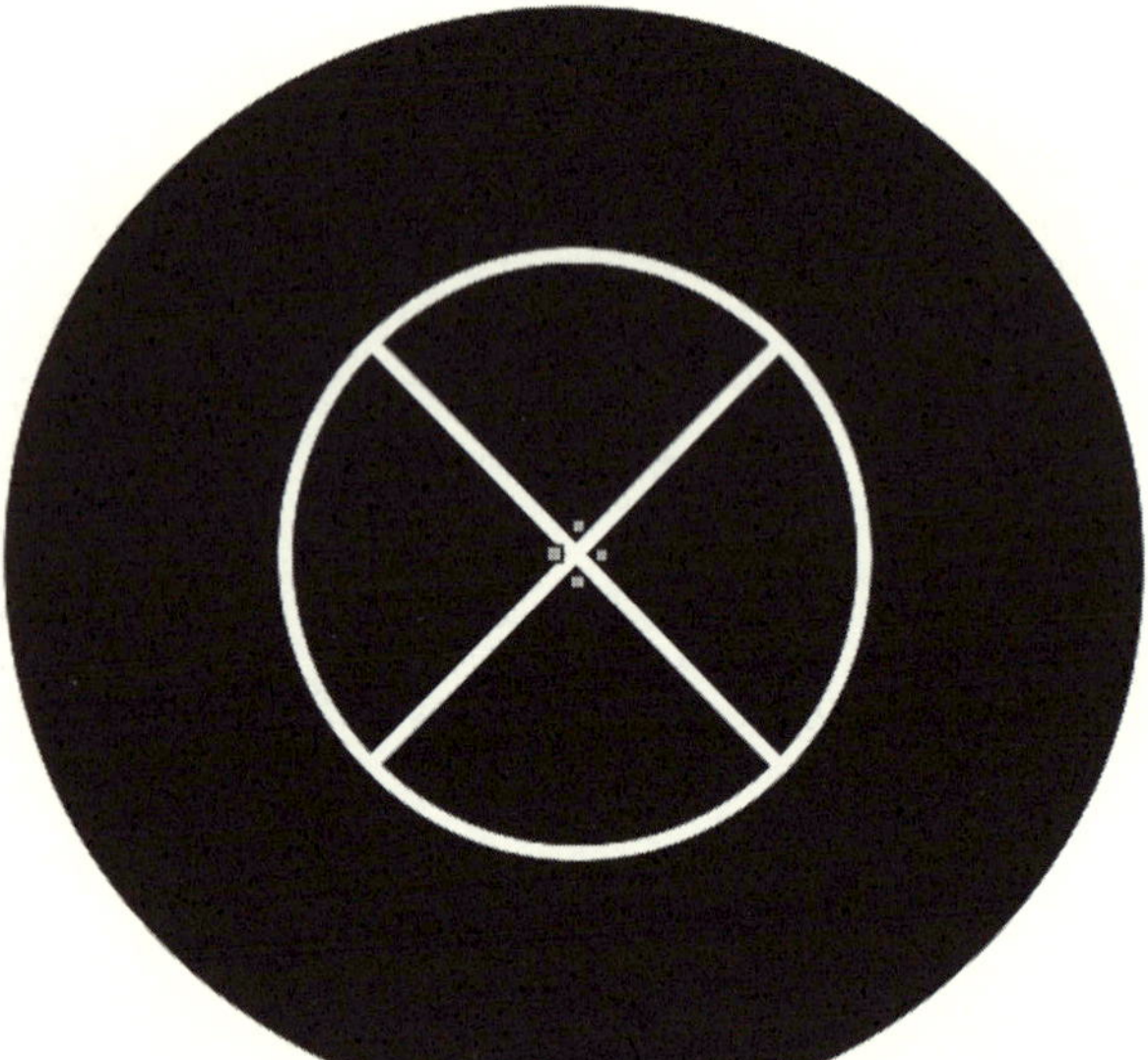

図4　イメージ記憶を体験するための図

してください。

いかがです？　黒い部分が白く変化した円が、そこに見えているでしょう。目に見えたままを脳が記憶しているのであれば、実際にないものが見えるはずがありません。このような現象が起きるのは、私たちが見て認識したものがイメージ記憶であるからなのです。

次は、私たちの脳が覚えたものをすぐ忘れてしまう仕組みになっていることを体験する実験です。ただし、それには「色」が必要です。本書は残念ながらカラー印刷ではありませんので、読者にはお手数ですが図4と同じものを青色のペンを使って描いていただきます。描き終わったら、前回と同じように×マークの円の中心にある四つの四角い点を三十秒間集中して見続けてください。その後、やはり同じように視線をゆっくりと図から離し、白い壁の方を見てまばたきしてください。どうです、青色だったはずの円がオレンジ色になって見えてくるでしょう。先ほどは黒が白に、今度は青がオレンジ色になりました。そう、イメージ記憶は補色の関係になっているのです。つまり、見たものを反対の色で打ち消す仕組みでイメージ記憶は作られているのです。また、補色の関係だけではなく、光量によって打ち消されることもあります。ある車の色を、自分は濃い青だと認識していたのに、実際は淡い青だった、という経験がみなさんにもあるのではないでしょうか。このように記憶した色を打ち消すという不思議な仕組みがあるために、私たちは見たものをすぐに忘れるというわけです。ということは、物事を色で記憶するというのはかなり危なっかしいことであるともいえます。

このように、記憶とはじつに頼りないものです。さらに人間には自己保存の本能が働くため、自分に都合のよい方向に解釈して記憶することは避けられません。そこに、どうしても勘違いや誤解が生じてくるのです。ですから、みなさんは自分の記憶がつねに正しいとは決して思わないでください。このことを理解していると、人の意見を客観的に聞き分ける力がついてきます。スポーツにおいてもこの記憶の仕組みを知っていれば、思い込みによってフォームを崩したりスランプに陥ったりしたときも、早く修正することができます。自分の記憶が正しいとはかぎらない、という気持ちを持ち続けるのは誰しも難しいものですが、日頃からそう思うよう心がけておきましょう。

さて、そうした記憶の特性を十分に理解したうえで、それでもできるかぎり記憶力を高めるにはどうしたらよいか、その方法を次に述べます。

それは、「心」を使うことです。

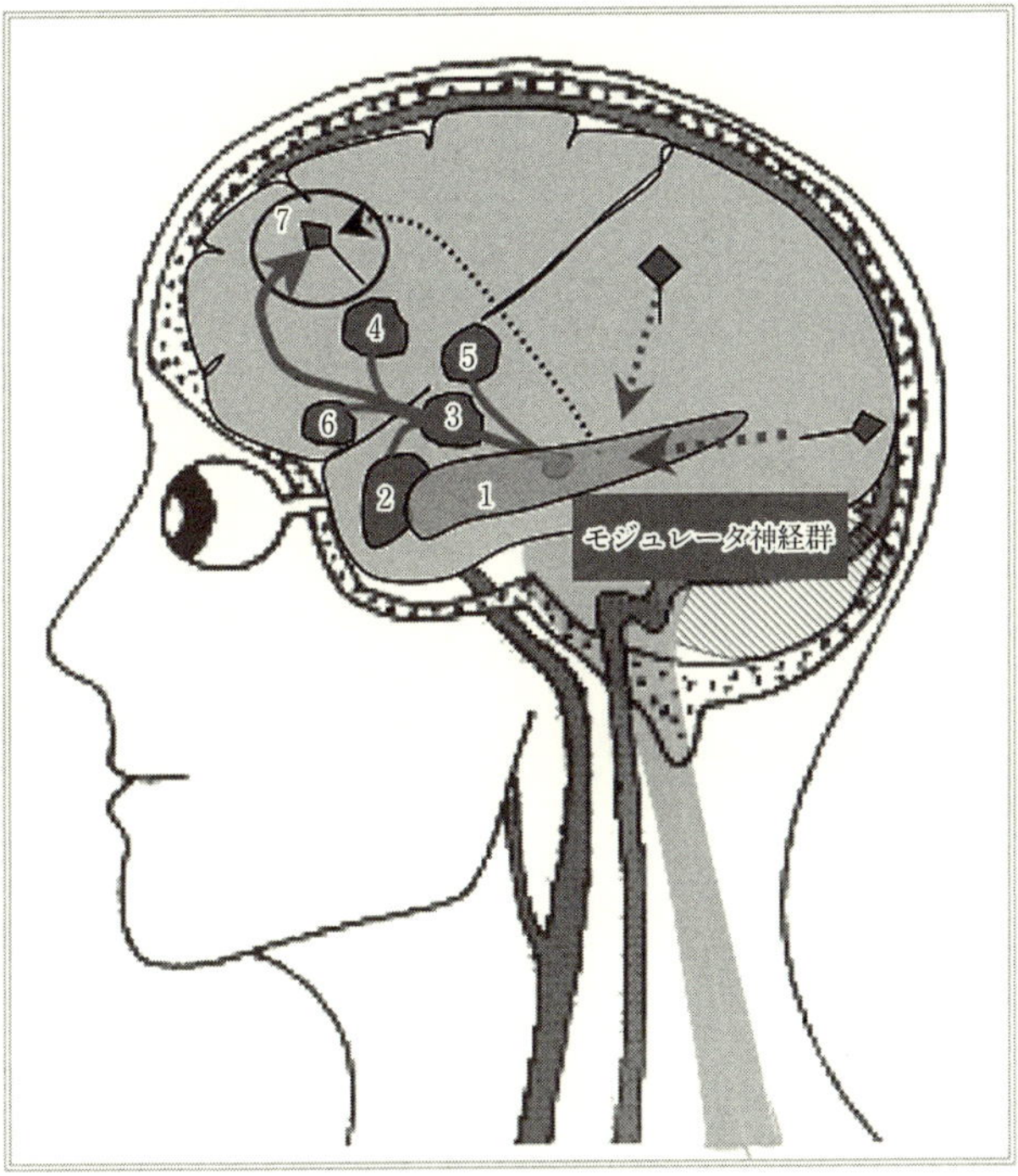

1．海馬回（学習する・覚える）
2．扁桃核（感動する）
3．視床下部（意欲を高める）
4．側坐核（好きになる）
5．尾状核（感情を込める）
6．嗅結節（香りを嗅ぐ）
7．前頭連合野（よく考える）

→人間に心を生み出す！

図５　情報が通る道筋とモジュレータ神経群の各部位の機能

記憶と心が連動しているという特性を利用するのです。

「心」を使えば記憶は強くなる

この章の初めに心の発生する場所として述べたドーパミン系神経群の説明はあえて簡略にしたところがありますので、ここでもう一度くわしく述べましょう。

私たちがものを見たり聞いたりすると、その情報は目や耳の神経を通って視覚中枢、あるいは聴覚中枢に到達します。次に、それらの情報はさきほど述べたように短期記憶中枢の海馬回と、扁桃核という部位に伝わっていきます。さらにその情報は頭の前のほうにある前頭連合野に送られ、ここで人間は見たもの聞いたものを認識し、行動を決めることになります。その仕組みは前ページ図5に示すとおりですが、重要なのは、海馬回と扁桃核を出発した情報は、一直線に前頭連合野に向かうのではなく、途中でさまざまな神経に寄り道しているということです。たとえば図5の1～7で示したような、意欲を高める役割をはたす視床下部《ししようかぶ》、感動に関係する尾状核《びじようかく》、好き嫌いや愛情を高める側坐核《そくざかく》、匂いの嗜好《しこう》にかかわる嗅結節《きゆうけつせつ》などです。したがって、私たちがものを見たり聞いたりすると、その情報に自然に感情の情報が組み込まれるシステムになっているのです。

正しくは、これらの神経群を総称してドーパミンA10神経群と呼んでいます。これらを私はモジュレータ神経群と名づけたわけです。ほかの動物にもこの神経群はありますが、人間と比べるとその機能は著しく低く、鳥などでは神経の数もかなり少ないことがわかっています。人間のものの見え方、聞き取り方はほかの動物と違ってかなり複雑です。みなさんも、同じものを見たり聞いたりしてもその日の気分や好き嫌いの変化によってかなり印象が異なったものになる経験があると思います。それは、この神経群のモジュレータ機能が働いて、意識がもたらした情報を心が調節しているからなのです。

記憶を強いものにするためにも、記憶と連動する心を働かせるのがよい方法です。

図5の七つの項目を何度もよく見て覚えてください。これらを実行することで、学んだことを記憶する力は高まるはずです。心の機能が高まることによって、記憶も強くなるのです。

ですから、たとえば学校の先生は、子供に好かれる人でなくてはなりません。嫌いな人から教えられたことは身につかないからです。好かれるというのは、何も甘くして子供に媚《こ》びることではありません。厳しくても尊敬できる人であれば、子供はその先生を好きになり、先生の教えが砂に水がしみこむように脳に記憶されていくことでしょう。

それにしても、不思議な気がします。楽しく心を動かしながら学んだほうが学習の効果が高まるとは、人間の脳はなぜそんな仕組みになっているのでしょうか。

それは、物事を学習することは人間が生き残るために必要な本能だからです。だからほかのさまざまな本能のように、快感とセットになっているのです。動物には、学習にこのような快感を覚える仕組みはありません。高度な知能によって生存競争を勝ち抜いてきた人間の脳だけにそなわった機能なのです。

とはいえ、私たちの脳はすぐに忘れるようにできていることに変わりはありません。そこで次に、できるだけイメージ記憶を正確に思い出す方法を考えてみます。

みなさんが子供の頃からおこなっている、何度も繰り返して覚える方法はもちろん有効です。しかし、特別な訓練を必要としない方法もあります。それは、イメージ記憶が出やすい条件をつくる覚え方です。

私がおすすめする方法は、次の七つです。

1．人の話はできるだけ興味を持って、感動して聞くようにする。
2．覚える内容にも興味を持ち、好きになるようにする。
3．長時間の学習はできるだけ避け、時間を限定して集中して覚える。

4．覚える内容を、自分の得意なものと関連づける。
5．声に出して覚える。
6．覚える内容について、自分で独自に考え、勉強する。
7．覚えたものは、その日のうちに一度、目を閉じて声に出してみる。

この七つの作業をおこなえば、いったん忘れたものもイメージ記憶として引き出しやすくなります。ゴルフのパッティングのところで紹介した、音感を使ってイメージ記憶をつくる例は、このうちの4にあたります。これらの方法は学校の勉強にも、スポーツの練習にも大いに役立ちますので、ぜひ試してみてください。

第三、第四の知能とは

しかし、ここまで述べた①記憶する能力（知識を脳に取り込む能力）を高め、②イメージ記憶をつくる能力（知識を脳内で再構成する能力）を鍛えるだけでは、まだ「頭がいい人」にはなれません。世の中には、せっかく一生懸命勉強してたくさんのことを覚えたのに、その知識を実際に応用できない人がたくさんいます。逆に、高等教育を受けていなくても、まるでエジソンのようにものすごいアイデアを考えだす人がいます。いったいどちらが「頭

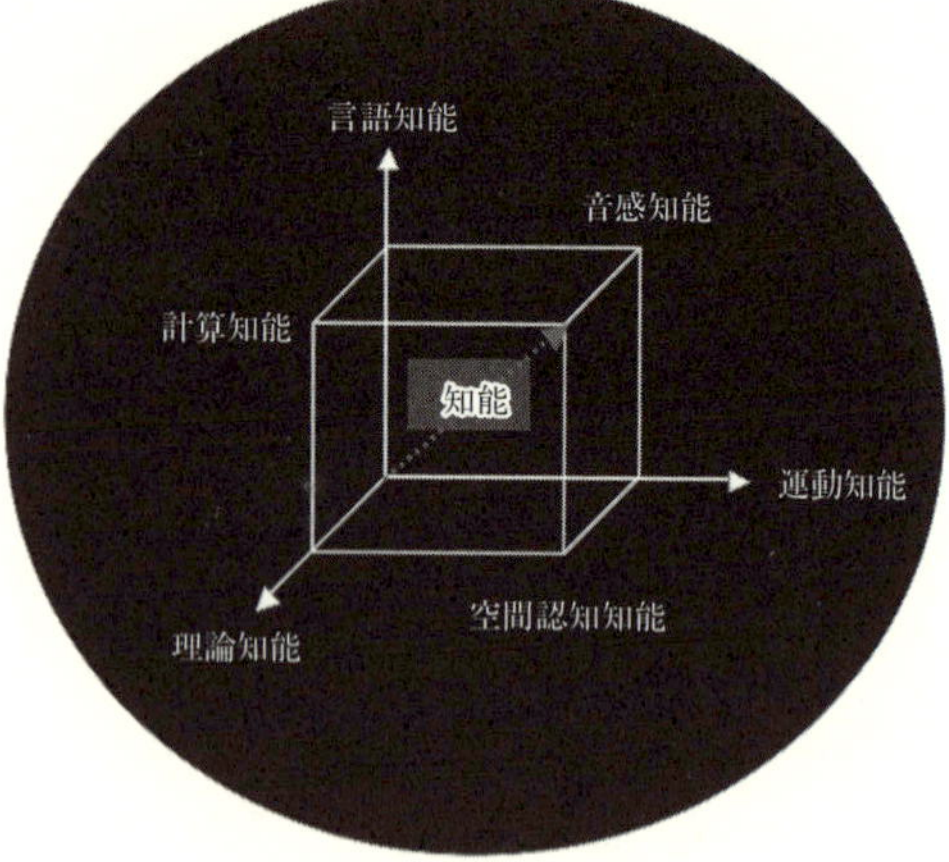

図6　表現知能の内容

がいい人」と呼ばれるのにふさわしいかは、いうまでもありません。

いくら勉強しても成績が上がらない人、あるいは猛練習をしても運動がうまくならない人は、覚えたことをパフォーマンスする知能、つまり③表現知能（表現する多重知能の能力）の使い方に問題があるといえます。記憶とは、インプットするだけではなく、外に向かって表現する、つまりアウトプットすることができなければ意味をなさないのです。そこで、頭がよくなるための第三段階として、覚えた知識、技を表現する能力を高める必要があります。この表現知能が劣っていると、結果的に「頭がいい」ことにはなりません。

表現知能は、一つではありません。言語知能、理論知能、計算知能、音感知能、運動知能、空間認知知能というように、いくつもの知能に分けられます（図6）。特筆したいのは、運動知能がほかの知能と同列にあることです。「スポーツばかりしていると頭が悪くなる」などという俗説をいまだに信じている人もいるようですが、本当に頭のよい人は、勉強をやらせても運動をやらせてもうまいのです。一流の運動選手がなぜ頭がよいのかも、理解していただけると思います。

表現知能には、それを高めるためには一定の訓練が必要であるという特徴があります。私たちが計算ドリルや英語の聞き取りテストをやらされていたのは、この表現知能のうちの、計算知能や言語知能を鍛えていたのです。これらの訓練の効果を高めるためには、一つの条件があります。それは、どの表現知能においても訓練はすべて、心を込めてやることが必要だということです。いやいや練習していては、決してうまくならないのです。

本当は、これらの知能をすべて鍛えなければ「頭がいい」とはいえないのですが、そんな人はあまりいないので、このうち一つでも優れていればよしとしましょう。これが、知能獲得の第三段階です。

頭をよくするためには、もう一つ、第四番目の段階があります。それは④独創性や創造力を生み出す能力（独創的創造能力）です。

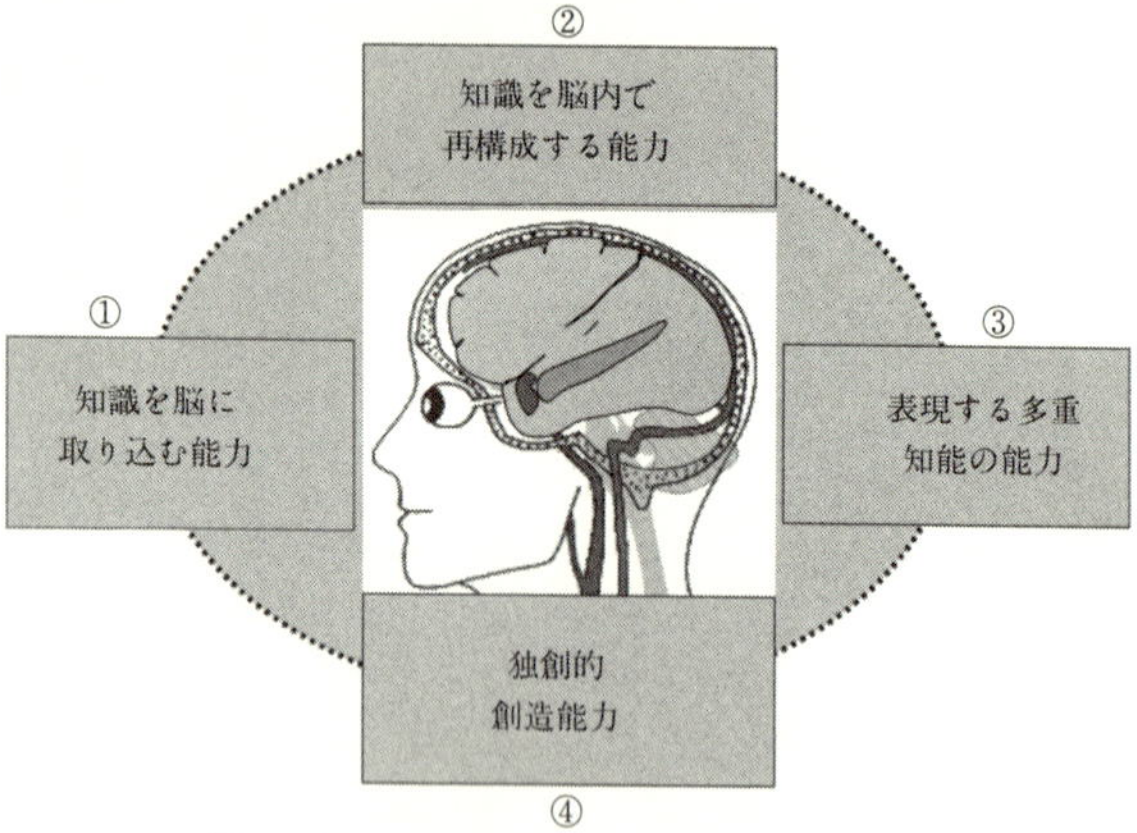

図7　人間の知能は4つの能力段階で構成される
知識を脳に取り込む勉強だけでは頭がよくならないのは、4つの段階のうち1つしか鍛えていないためである

スポーツ、受験、ビジネス、あらゆる勝負で勝つためには、独創的な戦略を考え出して勝利をつかみとる能力を鍛える必要があります。そう、この能力こそが、私が「勝負脳」と呼んでいる能力なのです。

この章ではまず、人間の記憶、意識、心は連動していることをお話ししました。そのあと、私たちの記憶はイメージ記憶によって成り立っていることをみてきました。そのうえで、私たちが知能を高める、いわば「頭をよくする」ためには①ものを覚える、②忘れた情報を脳内で再構成する、③その内容を表現する、④そこから独創的な創造力を生み出す、という四つの段階があることを述べました（図7）。ものを覚える勉強ばかりしていても頭はよくならない理由も、これでご理解いただけたでしょうか。みなさんはいままでこの四つの段階のうち、半分しか、いや、ひょっとすると四分の一しか努力してこなかったかもしれません。学校という場所がそういうところなので、それもしかたがないかもしれません。しかし、ものを覚えることに優れているだけでは、人間の知能全体の半分弱の能力が優れているにすぎないのです。

私たちは、この知能獲得の仕組みを理解することで、もっと自分の才能を高めることができます。そして次章から述べる「勝負脳」を自分のものにすれば、人生が劇的に変わる可能性もあるのです。

第二章　これが勝負脳だ

1 「心・技・体」の落とし穴

日本人にもっとも欠けている知能

いよいよ本書の核心となる勝負脳の章に入ります。

前章の終わりのほうで私は、知能獲得には四つの段階があると述べました。運動する知能はそのうちの三つめ、表現知能に属することも述べました。しかし、ものを覚える、運動がうまくなる知能と、試合に勝つ知能は同じではありません。そのことに気づいていない選手や指導者が、あまりにも多いと私は思います。いや、本書を読んでいるみなさんも、日々の勝負の場で、この違いを知らないばかりに損ばかりしているのではないでしょうか。独創的な戦略を編み出して勝負を制する知能、私が「勝負脳」と名づけた第四の知能こそ、いまの日本人にもっとも欠けている知能だと思うのです。

私は子供の頃から、さまざまなスポーツの試合や囲碁将棋などの勝負になると、なぜか実力以上の力を発揮することができました。自分では本番になると集中力が出る人間だと思っていましたが、いまにしてわかるのはかなり勝負脳を使っていたということです。

この章を読んだみなさんもたくましい勝負脳を手に入れることを願いながら話を進めていきます。

猛練習だけではなぜダメか

本題に入る前に少し、従来の日本人の勝負に臨む考え方について、思うところがありますので述べさせてください。

日本では昔から、勝負に勝つためには「心・技・体」が大切であるといわれてきました。私たち外科医の間でも、極限状態で運び込まれてきた救急患者を助ける場合、この言葉がよく使われました。

「技を鍛え、それを可能にする体を鍛え、集中力を高めて勝負に挑む」

これが心・技・体であり、おそらく多くのみなさんは、勝負においてはこれを会得することが大切なのだと考えているのではないでしょうか。しかし、スポーツの世界では、この程度の考え方では国内レベルの大会には通用しても世界的なレベルの勝負には通用しない段階にきています。

勝負に勝つためには、もちろん心・技・体の鍛錬は大切です。しかしその中身は、もっとはるかに科学的なものでなければならないのです。

たとえば、技を鍛えるためには猛練習が欠かせないとよくいわれます。しかし、優れた技を身につけるためには「忍」とか「辛抱」といった言葉を思い浮かべながらひたすら苦しい猛練習に耐えるだけでよしとするわけにはいきません。

たしかに前に述べたように運動知能は表現知能のひとつですから、これを高めるためには訓練の反復が必要です。しかし、その際はモジュレータ神経群の機能を高めて、記憶と心を連動させること、具体的には、常に気持ちを込めた練習を日常化し、意欲と集中力を高め、感動や楽しむ心を大切にすることが必要なのです。

コーチに怒鳴られながらやみくもに猛練習するだけではなぜ効果的な方法とはいえないかを説明しましょう。

若い選手を育てる方法として、「おまえはできない、だめだ」と叱りながら意欲を高め、その成果を引き出そうとする指導がよくおこなわれています。新しいことや正しいことを強制的な力をもって植えつけるという意味で、この指導法にもプラスの効果があることは私も否定しません。しかし反面、見逃してはならないマイナスの作用もあるのです。

人間には自分を守りたいという自己保存の本能があります。しょっちゅう叱られていると、脳は苦しくなって、脳自身を守るために叱っている人の話を受け流すようになります。その状態が慢性化すると、だんだん人の話を真剣に聞かない脳ができあがっていきます。その結果、間違った考え方を持っても気づかない、少し違っていても気に留めない、訓練が長続きしない、習得がなかなか難しいといった困難から逃げてしまう脳、いわば逃避脳をつくりだす結果になってしまうのです。

本来、スポーツとは、ライバルと競い合うなかで「自分を高める機会を与えてくれたライバルを尊敬できる人間性を育む」「何事にも手を抜かない努力によって、能力を高めていく習慣を獲得する」、困難を乗り越えるとすばらしい勝利の幸福感を味わうことができるという体験によって「達成率を高める才能を育てる」などの教育を可能にします。学校のクラブ活動ではそうした教育的効果が目的であり、試合に勝つことはそのための目標にすぎないはずなのに、勝つことを目的においてしまうと、成果主義の考え方が生まれ、やみくもに「できない」と叱ることになります。

みなさんも経験があると思います。先述のように日々叱られながら訓練を続けていると、人間は人の話を聞かないようになり、その結果、話を集中して聞く能力が衰え、頭も悪くなって覚える力や思い出す力が弱くなり、自分で創意工夫して解決していく力も養われなくなるのです。

さらに問題なのは、脳を守る自己保存の反応は、とくに子供において出やすいということです。叱ってばかりいる両親のもとで育った子供は、人の話をよく聞かないことで自分の脳を守っています。親は、よい子に育てようとして叱っているつもりが、じつは子供をだめにするように育てているという落とし穴にはまっているのです。

したがって指導者は、苦しい作業ではあっても、失敗した理由を一つ一つ丁寧に教え、その具体的な解決策を明らかにして訓練させることが大切なのです。

では、いよいよこれから勝負脳の話に入りますが、「心・技・体」の科学的な解釈については、章を改めてもう少しこだわってみたいと思います。いまのスポーツ界の旧態依然ぶりを、私は大いに憂える者の一人だからです。

2　勝負脳を全開させる九つの秘訣

スポーツの競技には、どんなスポーツであれ勝つための戦略セオリーがあります。多くの選手はこのセオリーに従って試合をしています。セオリーは英語のtheory、その意味は、理論、学説などと『広辞苑』では紹介されています。

たとえば柔道であれば、相手の弱点を攻める、野球であれば一点ほしいときはランナー一塁で送りバントをする、といったものがそれです。確実に勝つ、あるいは効率よく点を取る。まったくもって正しい考え方です。しかし、勝負の世界では、このような戦法をとったことによって、その後の試合で勝てなくなるということがあるのです。

なぜ、そんなことが起きるのでしょうか。

トーナメント戦では、勝ち上がるたびにぶつかる相手もどんどん強くなってくるものです。相手の弱点を攻めるという戦略で勝っても、次にはより弱点の少ない相手と対戦することになります。そうなると相手の弱点を狙って勝つ程度の戦い方では対応できなくなり、優勝まではとても到達できないのです。また、送りバントでランナーを進める作戦も、相手投手によっては、アウトを一つとったことで気持ちが落ち着き、以後は見違えるような投球に変わってしまうこともあるかもしれません。それでは負けるきっかけをみずから作ったようなものです。

試合に勝つためには、セオリーだけではなく、こうした人間の脳の働きまで考えて勝負することが必要なのです。逆にいえば格闘技などで相手が自分より技術が上で、これなら勝てると自信をもって自分の弱点を攻めてきた場合、こちらは明らかに負けパターンに追い込まれているわけですが、このような状況でも試合に勝つポイントがいくつもあるのです。相手はどうせ勝てると思っているので最初から全力を出してこない、弱点を攻めて安易に勝とうとしているので勝負勘はそれほど働かせていない、慢心による隙があるので受け身が弱い、などのマイナス要素を見出すことができるわけです。これを利用して、思いもよらない戦略で勝つチャンスが、技が劣っている側にも生じます。そして、このような頭の働かせ方をするのが「勝負脳」なのです。これは、運動がうまくなる知能とも、「心・技・体」ともまったく別のものなのです。

勝負は、机上の計算では計れないさまざまな要素をはらんでいるものです。スーパープレーができたのに試合には負けた、出だしでつまずくとそのまま立ち直れない、攻めていたはずが終わってみると負けている、予想もしない作戦に意表をつかれて負けた、相手の勝ちパターンを崩せずペースをつかめなかった、相手の戦略の次元が違っていた、負けるはずがないと思っていた相手に負けた、勝利を意識したら思わず集中力が緩んだ……などの経験がみなさんにはありませんか？　これらはすべて、試合に勝つ勝負脳を鍛えていないからです。ではこれから、勝負脳の鍛え方を九つの重要なテーマにわけてお話ししましょう。

1．サイコサイバネティックス理論を応用せよ

勝負脳を鍛えようというみなさんにまずお勧めしたいのが、サイコサイバネティックス理論について理解し、応用することです。何かおどろおどろしい響きにも聞こえるかもしれませんが、目的実現理論とも自動達成装置ともいわれ、人間が目的を達成するにはどうすればよいかを明快に説いた理論です。一九六〇年代にマックスウェル・マルツというアメリカの形成外科医が提唱したもので、マルツはその後、心理学者として名声を博しました。彼がこの理論を思いついたきっかけは、自分のクリニックで顔を整形した女性のなかには、どれだけ美しくなっても満足しない人もいれば、たいして変わっていないのに別人

のようにその後の人生を積極的に過ごす人もいることに気づいたからだといいます。彼はそこから、人間が成功するか否かは現象の受け取り方次第であり、成功するイメージさえ持っていれば必ずそこにたどり着くことができる、という理論を考えだしたのです。

具体的なアドバイスとしては、できるだけ陽気にふるまう、他人に好意的にふるまう、そうありたいと思っている自分になったつもりで行動する、悲観的なことは考えない……といった習慣づけをすることが推奨されています。

本書では、みなさんに勝負脳を鍛えていただくために、この理論を私なりにアレンジして述べようと思います。モジュレータ機能とイメージ記憶という脳の特性を踏まえたうえでの応用展開です。オリジナルの理論とは少し内容が変わっている点をご了承ください。

人間の脳は非常に柔らかく機能するようにできており、あらゆる局面や状況変化に対して変幻自在に方向を変えるボールのような性格を持っています。そんな人間の脳がつくりだしているこの社会は、常に進歩する方向にあるので、現状を維持しているままでは、努力を怠っているわけではなくても結果的にとり残されていきます。つまり、私たちは常に下り坂の方向を向いて立っていることになります。これはスポーツに限らず、あらゆる仕事においても共通で、「現状維持は衰退の始まり」といわれるゆえんです（図8）。この下

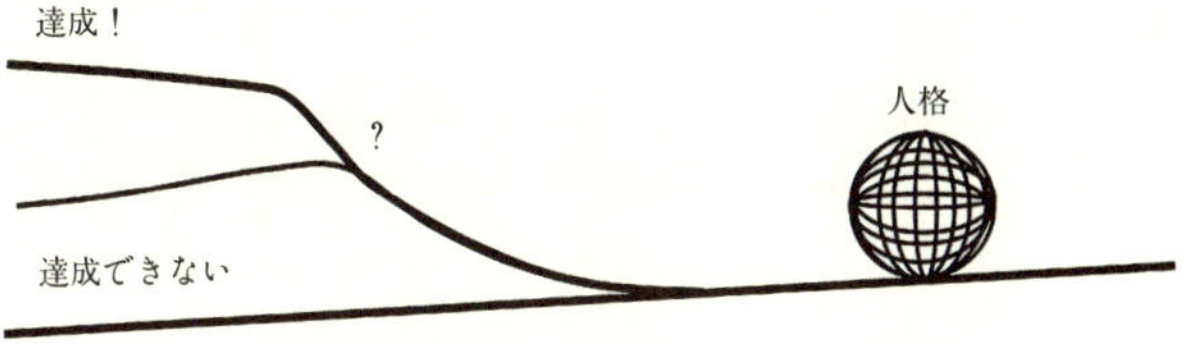

1．目的と目標を明確にする
2．目標達成の具体的な方法を明らかにして実行する
3．目的を達成するまでその実行を中止しない

図８　サイコサイバネティックス理論

り坂にいる私たちが方向を変えて坂道を駆け上がり、目的を達成するためには、何を考え、何をしたらよいのか、脳の習性をもとにその答えを導き出そうというのが、サイコサイバネティックス理論なのです。

人間が行動を起こして目的を達成するためには、次の三つの作業が必要となります。

①目的と目標を明確にする。
②目標達成の具体的な方法を明らかにして実行する。
③目的を達成するまで、その実行を中止しない。

こんな簡単なことならいわれなくてもわかっている、と思われるかもしれません。しかし私たちは日常、こんな簡単なことさえできない生き方をしているのです。

①目的と目標を明確にする

私たちはよく「頑張ります」といいますが、これでは何も変わりません。これから運動の何をマスターするために頑張るのか、仕事の何を達成しようと頑張るのかをはっきりさせなくてはならないのです。

とくに重要なのは、目的と目標をしっかり区別して考えることです。そうすることで、自分が最終的に望んでいる目的とは何なのか、そこに到達するために必要な目標とは何なのかが、より明確になってくるはずです。この目的と目標の区別が明確でないと、それらを達成するための具体策が的確なものにならない、ということが起きます。

たとえば、野球の一流選手になることが目的だとすると、一流になるためには何を鍛える必要があるかが目標になります。ピッチャーがバッターを三振に仕留めることが目的だとすると、バッターが少し前屈《まえかが》みで構えているのでアウトコースの低めにはバットがスムーズに出るだろうから、内角高めギリギリのストライクを狙うことが目標になります。目的と目標を区別しないで三振をとろうとすると、自分の得意な豪速球で仕留めようとして力一杯ボールを投げることになります。結果は、圧倒的に前者のほうが成功率が高いのです。すぐれた勝負脳の持ち主は、決して目的＝勝負の結果に執着しません。勝つためにどのようなゲームプランを立て、何を目標に戦いを進めていくかというプロセスに常に気持ちを集中させることが、結果として目的達成につながることをたくさんの勝利の経験からイメージ記憶しているのです。

②目標達成の具体的な方法を明らかにして実行する

次に、自分はここまで達成しているけれど、ここが不十分なために運動が上達しない、あるいは試合で力が発揮できないのだと認めることが大切です。これによって問題を解決する具体的な方法を私情抜きに厳しく追求できるのです。自分の弱点を認めないまま、チームでは自分が一番うまい選手だと考えて練習しているようでは、上達も遅く並の選手にしかなれません。「前回負けたので今度はもっと練習して頑張るぞ！」というだけでも、負けた理由や自分が鍛えるべき内容が正しいか否かが不明なので、また負ける可能性があるのです。

負けた理由を分析し、何が自分に欠けていたかをあらゆる角度から検証し、批判を受け入れて、それを解決する具体策を立てることが目的達成の条件になります。次の試合までに時間がある場合は対戦相手も成長してくるので、より厳しい目標を掲げる必要もあるでしょう。できるだけ高いレベルのコーチや一流選手の視点から評価を受けると、上達も早くなるうえに、到達できるレベルも高くなってきます。

③目的を達成するまで、その実行を中止しない

②で述べたような目標や具体的な解決策が明らかになっても、多くの場合、それがすぐに達成できることは非常に少ないものです。なぜなら、選手がそれを達成できないのは本人の技術不足のほかに、達成するための環境が整えられていないためであることがしばしばだからです。具体的には、練習する場所がないとか指導者がいないといった、自分の努力だけでは解決できないたくさんの要因が考えられます。

人間は目的や目標が達成できないと、あれは難しいとか、これは無理だとか、いろいろな理由をつけて方向転換しようとします。これも、自分の脳を守る自己保存の本能に従った考え方なのです。練習場がないといった自分では解決できない事情があれば、なおさら強力な理由になるでしょう。

しかし、そうした理由から自分では賢い選択だと思って方向転換したとしても、最初にめざした目的からはずれたという事実は変わりません。目的は達成されず、そこには計画したことができなかったという現実だけが残ることになります。そして、一度これを体験して癖になってしまうと、何をやってもいつも目的が達成できない脳になってしまうとい

う仕組みが人間の脳にはあるのです。

私たちは、古くから体験的にこのことを知っているので「初心忘るべからず」という言葉を大切にしているのだと私は思っています。


迷ったときは初心に帰れです。最初の目的を常に忘れず努力していると、遅かれ早かれ力は必ずついてきます。誰でも初めは実力がないので自分にはできそうもない気がするものですが、ここに紹介した①目的と目標を明確にする、②目標達成の具体的な方法を明らかにして実行する、③目的を達成するまで、その実行を中止しないという三つを守ることができれば、人間は必ず目的を達成する習性を持っているのです。そのことさえ理解していれば、非常に困難と思われたことでも、時間はかかるかもしれませんが必ず達成できます。私がほかのスタッフとともに、社会復帰どころか救命さえとても無理だと思われたたくさんの患者さんを、後遺症も残さずに社会復帰させることができたのも、このことを知っていたからです。

だから、やみくもな「頑張れ」とか「頑張ります」はだめなのです。大きな目的と正確な目標をはっきりと掲げ、目先の損得にとらわれず、初心を大切に達成の努力を持続することが成功につながることを脳は示しています。

このサイコサイバネティックス理論が実際のスポーツに応用できるわかりやすい例としては、ゴルフのパッティングがあります。前章で、パッティングのときはカップインではなくボールの転がり方をイメージ記憶すべきであると述べましたが、まさにそれがこの理論の①の応用なのです。つまりカップインは最終的な目的です。そして、どのようにボールを転がすかが目標となります。とくにパッティングのように最初から目的の達成をイメージするのが困難な場合は、入るか入らないかでなく、どのように入れるかという目標に気持ちを集中させることが大切なのです。

ぜひみなさんもこの理論を参考にしていただきたいと願います。

2. 最初から百パーセント集中せよ

よく、自分はスロースターターだ、という人がいます。勝負が始まってからも、気力やリズムを整えるまでに時間がかかるというわけです。しかし、運動能力がいくら優《まさ》っていても、このような選手はすぐれた勝負脳を持った相手にとってはカモなのです。

オリンピックのソフトボールの試合で、ある国の選手が最初の打席で第一球目、ど真ん中のストライクを見逃しました。その選手はまた同じような甘いボールがくるだろうと安易に考えたのかもしれませんが、以後、相手のピッチャーはリズムを取り戻し、そんなボールは二度と投げてくれませんでした。試合開始の直後こそ、相手のピッチャーもまだ本調子のリズムに達していない大切な勝負どきなのです。そこで集中できず、あとから徐々にペースを上げていこうなどという考え方は、平凡なレベルの相手には通用しても、一流の相手には通用しません。バッティングにその程度の集中力しか求めなかったそのチームは、案の定、チーム打率も低く、試合でも一点も取れずに負けてしまいました。目標の設定が甘かったことは一目瞭然です。試合が始まったときにはすでに百パーセント集中できている状態になれるようふだんから練習していなければ、強い勝負脳はできないのです。

アメリカ大リーグ、マリナーズのイチロー選手は、初球を打ってのヒットが非常に多い選手です。二〇〇六年におこなわれた第一回ワールド・ベースボール・クラシック（WBC）において、イチロー選手はいつも一番に球場入りして、ほかの選手のモチベーションを高めているという新聞記事がありました。私はそれを読んで、あらためてイチロー選手は優秀な勝負脳を持っている選手だと再認識したものです。私は、彼が相手のピッチャーがまだ力を十分出しきれないまま投げた第一球を叩《たた》くために、早くから球場入りして自分の体がフル稼動できるようにしているのだな、と理解したのです。イチロー選手に対するピッチャーは、第一球目から全力投球しないと打たれる可能性があるわけです。勝負に徹するための隠れた努力が、そうしたプレッシャーを相手に与えているのでしょう。

ついでにいえばこの大会、王貞治監督率いるジャパンチームの戦闘意識は初めはあまり高かったわけではないように感じました。しかし、いったん準決勝進出が絶望的になりながらアメリカの思わぬ敗戦で息を吹き返してからは、ジャパンチームは見違えるような戦闘集団に変わり、奇跡的な優勝を成し遂げました。一度死んだことで、選手たちが純粋に勝負に集中する精神状態になったからだと思います。決勝戦まで進めれば満足、あとは時の運などといっているようでは、決して優勝はできないのです。

3．相手の攻撃は最大のチャンス

よく「攻撃は最大の防御」といわれます。こちらが攻撃している間は、相手は攻撃できない。攻撃させないことに優る防御はない、という意味です。それ自体はまちがっていないのですが、この言葉を基本思想にして攻撃的なゲームプランを立てるのは、大きな思い違いを犯す危険をはらんでいるのです。

まず、この言葉を頭において試合を進めていると往々にして、「相手の攻撃を許さないために攻撃をするのだ」という受け身の考え方に陥りがちです。それでは、渾身《こんしん》の一撃によって必ず相手を倒す、という攻撃にかける強い心を持つことができません。さらに、こちらの攻撃が続いている間はよいのですが、いざ相手に反撃の機会を与えると、それだけで気持ちが弱くなり、パニックに陥るおそれもあります。

攻撃を主体に戦略を立てること自体は私もおおいに賛成です。しかし、それは決して相手に攻撃を許さないためではないのです。いや、もっといえば、相手には攻撃をさせるべきなのです。

というのも、攻撃を開始する直前や、攻撃を開始した直後は、人間は防御の体勢がとれないからです。ボクシングを想像してください。パンチを打つときは身体ごと勢いよく相手の方向へ向かっていくものです。その瞬間、もし相手から攻撃を仕掛けられても、とっさにかわすことは不可能です。

そう、「攻撃への攻撃」こそは、勝負脳を働かせた戦い方の基本形なのです。

相手がこちらの顔をめがけてストレートを打ってきたとき、ふつうは少しステップバックしてパンチをよけながら反撃のパンチを繰り出します。しかしステップバックした時間で、相手に防御体勢をとる間合いを与えるので反撃のパンチはかわされてしまいます。しかし、相手のストレートに対して顔を前方横に出しながら避ければどうでしょう。相手の攻撃が終わらないうちに、こちらがパンチを繰り出せることになります。この場合、防御体勢がまったくとれない相手は、パンチを避けることができません。

この「相手の攻撃は最大のチャンス」という考え方は、一対一で戦う競技にかぎらず、団体戦においても、攻撃の要《かなめ》となる選手めがけて集中的に攻撃を仕掛けることで同じような効果を生み出します。攻撃をまかされている選手は、防御に回ると弱いからです。「攻撃は最大の防御」という言葉には落とし穴があります。「攻撃には攻撃」を脳に叩きこみ、独創的な戦略を編み出してください。

4．相手の長所を打ち砕け

これは勝負脳においてもっとも大切な考え方です。戦いに勝つための神髄といってもいいと思います。

さきほども述べましたが、一般的には、相手の弱点を攻めて勝つことがセオリーとされています。しかし、このような思想では一流の選手が集まるオリンピックや国際大会では勝てません。このような考え方で練習しているかぎり、自分を一流のレベルに高めることもできません。たとえ相手の弱点を攻めて勝ったとしても、それは本当に勝ったとはいえないからです。

本当に勝ったといえるのは、相手の長所を打ち砕いて勝ったときだけです。

この考え方に徹していると、相手の得意技を研究し、それ以上の技を磨き、これまでよりたくさんのことを練習し工夫して自分を高めていく道筋が見えてくるはずです。もし、過去に負けた相手であれば、負けた理由も明らかになってきます。

そうした努力の結果、相手の長所と同じレベル以上の技を身につけ、そのうえで自分の技術を繰り出せば、相手を打ち負かす力をつけたことになります。野球でバッターが相手ピッチャーのもっとも得意な球を打ち返すと、ピッチャーが自信を失い、投げる球がなくなってそれだけで配球のパターンが崩れ、自滅することがあります。卓球やバレーボールにおいても同様なことがいえます。逆に自分の得意技をはね返されたときのショックを想像していただければ、この考え方の重要性が理解できると思います。

しかし、相手の得意技を超える技を身につけることなど、自分にできるだろうか？という疑問を持つ方も多いでしょう。そこで、サイコサイバネティックス理論を思い出してください。人間の脳は、強く望めばそれを可能にする力を持っているのです。私も長年、救命が不可能と思われる患者を見るたび「けた違いのすごい医者になって、あらゆる知識・技術を駆使して必ず治る医療をめざそう」と考えることにしてスタッフ全員で討議を繰り返し、そのつど危機的状況を切り抜けてきました。不思議なことにそう考えていれば、もう不可能と思われた難問でも、必ず切り抜ける方法が生まれてくるのです。

基本的に私は、人間の脳は本気になればとてつもない力を発揮すると信じています。医療における難問もスポーツにおける難問も、脳を使うことに変わりはありません。練習では誰も真似のできないレベルまで自分の技や戦略を磨くのだと考え、課題を一つ一つ丁寧に解決していく訓練を重ねることが、結局は勝負脳を鍛えるもっとも効率的な方法になるのです。

相手の長所を打ち砕くことこそが勝負脳が求める究極の姿であり、そのための練習は、勝負脳をますます強くするのです。

5. 相手の立場になって勝ち方のイメージをつくれ

日頃、自分が取り組んでいる競技を深く研究し、相手の情報を収集し、その対策をあらかじめ立てておくことは試合に臨むうえでもちろん大切です。しかし、レベルの高い試合になるほど、それらはあくまで参考にすぎなくなり、先入観にとらわれることなく目の前に展開している現実に対応する戦い方が重要になってきます。なぜなら、高いレベルの相手なら当然、こちらの得た情報をさらに上回る研究をして試合に臨んできていると考えられるからです。

そうなると、もう事前の情報には頼れません。情報として大切なのは、相手の息づかい、汗、顔色、姿勢やバランス、目線、歩き方や走り方などです。試合のたびに注意を払っていれば、いま相手がどのような状況で戦っているか、見ただけで察しがつくようになるはずです。とくに脳は苦しくなると自己保存の本能が働いて苦痛を避けようとするため、そのサインを無意識のうちに見せてしまうことがあります。マラソンランナーが後ろを振り返ってみたりするのもその典型的な行動です。そういうサインを見逃してはなりません。

くれぐれも、先入観にはとらわれないでください。思い込みは勝負の大敵です。相手のわずかな気配も察知する繊細さ、そこから相手の現在の状況を正確に把握する洞察力を、実際の試合のなかで鍛えていってほしいと思います。

そしてこの、相手の状況を読み取ろうとする頭の働かせ方は、勝ち方のイメージをつくるという意味で、勝負脳においても大切な要素です。相手が苦しんでいることがわかれば、その試合の勝ち方をイメージしやすく、心理的に優位に立って試合を進めることができるからです。もちろん油断や気の緩みは禁物ですが。

問題なのは、自分のほうが苦しい展開になっているときです。この場合、基本的に自分が不利なのですから、勝ち方をイメージすることはできません。しかし、勝つイメージを持てないまま試合を続けることほど苦しいものはありません。典型的な例はマラソンでしょう。自分の前を走っているランナーになかなか追いつけないという状況では、勝つことをイメージしにくく、気持ちを切らさずに勝負を続けることは非常に困難です。まだ追いつけない、まだ追いつけない、と否定的な考え方のまま走り続けていると、脳は自分を守るために「追いつけなくてもしかたがない」という理由を探し出してきますので、もうだめだとか無理だという考えが自然に出てきます。こうなるといくら頑張っても、心と体が違った方向を向いているので追いつくことは不可能になります。では、こんなときは、どう戦えばよいのでしょう。

じつはこのような場合こそ、相手の状況を洞察する勝負脳をフルに使うべきなのです。

自分の立場で考えても勝ち方のイメージは湧いてこないので、脳の使い方を変えて、相手の立場で現在の状況を考えるのです。このとき、もっとも大切なことは、できるかぎり自分にとって都合のよいように考えることです。

いま相手は、トップを維持しなくてはいけないというプレッシャーに苦しんでいるとか、ここは無理をしてでも弱いところを見せたくないと虚勢を張っているだけだとか、あと三キロは頑張れてもその先は無理かもしれないと思っているはずだとか、とにかく洞察力をフルに働かせて、相手の気配から自分にとって都合のよいところだけを探し出してイメージするのです。相手も苦しんでいて負ける不安を抱えながら走っていると考えたとたん、それに伴ってこちら側に勝ち方のイメージが湧いてきます。これは、人間の記憶はすべてイメージ記憶であるという原理の活用でもあります。

それでは、もう前のランナーが視野に入らないくらい離されてしまった場合はどうしたらよいでしょうか？　これはなかなか難しい状況です。相手が目の前に見えていればまだしも、姿さえ見えないのでは気配を観察することもできません。

しかしこのような大ピンチにおいても、人間の記憶の原点はイメージ記憶であることを利用すれば活路を開くことができます。実際にこのような状況下から見えない選手を追い抜いた体験がある人にはわかっていただけると思います。いま現実に姿が見えない相手を追い越さなければならない、という結果を求めるのではなく、追い抜くためにいまできることは何か、と作戦を考えることに気持ちを集中させるのです。追い抜くという目的と、どのように追い抜くかという手段（目標）を分けて考えるわけです。バランスのよい姿勢でむだのない走り方になっているか、膝は正しい角度で前に出しているか、あごの角度と腕を振る位置の関係は適切か、ランニングのリズムと呼吸パターンはマッチしているか……と自分の走り方を整えることに気持ちを集中させるのです。すると、いま相手のほうはここまで自分の走り方を点検していないに違いない、という考えが湧いてきます。そこに自分のほうが優位を主張できるポイントを見出すことができ、そこから必ず距離は詰められる、という前向きの考え方が生まれてくるのです。

それができたら、今度はさきほどの例と同様、自分が前を走る見えない選手になったつもりで、その立場から相手が追いついてくる状況をイメージします。やはりできるだけ相手にとって苦しい状況をイメージします。そして、これなら必ず最後に追いつける、と考えるのです。気がつけば、見えなかったはずの相手の背中が視界に入っているかもしれません。

マラソンは勝負脳を説明するうえで非常によい題材ですので、長くなりますがもう少し例をあげましょう。

今度は、追われる側が、追う側に決定的なダメージを与える作戦です。

追う側は、前を走る選手と自分の距離が少しでも近くなってくると、前の選手は自分よりも遅くなったと考えるものです。人間の脳は自分にとって都合のよい方向に働きやすいので、前の選手との距離が詰まってくるとそれだけで、相手のペース配分などを考慮せずに相手は疲れてきてスピードが落ちている、と考えてしまうのです。

さきほど、なかなか追いつけない相手に対して意識的に前向き思考をつくる作戦を紹介しましたが、実際に相手との距離が詰まれば、誰でも自然に前向き思考に入り、元気よく走ることができます。しかし、これはイメージ記憶がもたらす勘違いでしかありません。相手は意図的にペースを調整しているだけかもしれないのですから。

この追う側のイメージ記憶を逆用するおそろしい作戦があります。追われる側が速度を落として、わざと追い越させるのです。自分のほうが速いと確信している追う側は、それ見たことかと喜んで追い越します。ところがその瞬間、追い越されたほうが温存した力を爆発させ、思いきりスピードを上げて抜き返すのです。これをやられると抜き返されたほうは、一気に戦闘意欲を失うことがあります。自分より弱いと思っていた相手がこんなに強かった、自分は間違っていた、もうだめだ、と思った瞬間、心と連動するモジュレータ神経群がダメージを受け、脳が著しく疲労すると同時に運動機能が極端に低下するからです。あとでくわしく述べますが、運動能力にもっとも影響を与える臓器は脳であり、試合中にその疲労が限界に達することは致命的です。これが怖いために、抜き去るときには抜き返されないよう差がつくまで一気に抜くことが長距離走では基本になっているほどです。

こうした罠《わな》にはまらないためには、ふだんから自分にとって都合の悪いことでも正確に人に言える力を鍛えておくことです。そうすることで、あの走りは自分のエネルギーを消耗させながら追いつかせたあと、一気に潰《つぶ》そうという作戦ではないか、と自分に不利益な考え方も自然にできるようになり、自分が出せる能力の範囲（本来の力の一二〇～一三〇％が限界といわれています）におさまるペース配分のなかで作戦を立てることができるようになるのです。

「できるかぎり自分にとって都合のよいことを考える」というさっきの作戦と矛盾するじゃないかといわれそうですが、自分に都合のよいことだけを考えるのは、あくまでも自分が苦しいときの方便だと思ってください。日頃鍛えておくべきは、自分に都合の悪いことも直視できる力です。それがあって初めて、イメージ記憶の落とし穴にはまることなく、逆にそれを利用する戦い方が可能になるのです。

6. 脳の温度上昇に注意

長時間運動を続けていると体温が上がってきます。すると体全体を流れる血液の温度が上昇し、同時に脳の温度も上昇していきます。その結果、交感神経・副交感神経の自律神経バランスが微妙に狂ってくるので、いくら練習してもうまくならないとか、試合中に根気がなくなるなど、勝負に徹することが難しくなってしまいます。

運動をしている方は経験があると思いますが、このとき汗をぬぐって、ちょっとでも体温が下がると、運動によってふえた脳内エンドルフィンの効果も手伝って快感を覚え、また頑張ろうという気持ちになるものです。

このことからわかるように、脳の温度上昇に伴う自律神経機能の低下への対策としては、体中を流れる血液を冷やすことと、自律神経が敏感に反応する場所を冷やすことの二つの方法があります。

前者は、血管が体の表面近くを通る脇の下や首筋を冷やします。後者は、運動バランスのツボである背中の左右肩甲骨の間と、首の付け根を冷やします。「背中がゾクゾクしてきた」という表現があるくらい、左右両肩甲骨の間は敏感なところで、ここを冷やすことは大きな効果があります。氷を当ててみてもっともゾクゾクする場所が自分のツボですので、確認してください。とくにマラソンランナーにとってこれは有効な方法ですので、活用してほしいと思います。また、この背中の運動バランスのツボは、疲れない姿勢と運動時のバランスをとるためにも大切な機能を果たします。背筋を伸ばし、この筋肉のストレッチ運動をおこなうことは、スポーツだけでなくあらゆる場面において勝負脳を支える有効な訓練になります。

7．脳の疲労は勝負の大敵

疲労には体の疲労と脳の疲労があります。このうち体の疲労は、安静にしたり、入浴したり、ぐっすり睡眠をとれば回復しますが、脳の疲労はそう簡単にはとれません。人間がもっとも疲れを感じるのは脳が疲労したときです。さきほどのマラソンランナーの例でも、抜いた相手に抜き返されると脳がダメージを受けるために、急激に走る力が失われるのです。

厄介《やっかい》なことに脳の疲労は運動時のみならず、ふだんの生活でも発生するため、自分では気づかずに脳に疲労をためた状態で練習することになりがちです。すると、なかなか上達しないとか、記録が伸びないといった悪影響が発生します。試合をすれば後半に弱くなり、とくに競り合った状態になるといつも結果を残せないという状態になります。「自分は勝負に弱い」と思い込んでいる人は、じつは脳に疲労をためたまま戦っているだけかもしれません。

脳はさまざまな言葉で疲労のサインを送ってきます。どうも気分が乗らない、何をするのも億劫《おっくう》だ、考えてプレーするのが面倒だ、この競り合いは勝てる気がしない、早く戦いを終わらせたい、などの否定的な言葉が頭に浮かぶのは、すべて脳の疲労症状です。

では脳の疲労とは、どのようにして起きるものなのでしょうか。

じつは、そこには心が深く関係しています。いろいろなストレスを抱えている、解決しない悩みごとがある、性格が暗くていつも悪い方に考える、技術が上達しないので焦っている、などの状態にあるとき、脳は疲労を覚えるのです。

なぜ脳の疲労が心と関係するのかを考えてみましょう。

心にストレスがかかると、モジュレータ神経群からドーパミンが大量に放出されます。放出されたドーパミンは組織酸素と反応して、キノーネに変化しながら活性酸素や過酸化水素を生み出すので、心のストレスはますます強くなってなかなか治りにくいという状況が生まれます。このため、やる気が起きないとか、集中力が持続しないなどの脳の疲労現象を起こすのです。

これに対して、脳には活性酸素を除去するスーパーオキサイドデスムターゼ、カタラーゼ、グルタチオン、トランスフェラーゼ、アルブミン、セルトプラスミン、コエンザイムQ、などのたくさんのスカベンジャー（掃除屋）が存在し、脳細胞の機能障害を防止しています。ところがそのうち、トランスフォーミング・グロースファクター（TGF）という物質は、活性酸素を除去するために産生されているにもかかわらず、不思議なことにこの物質自身もモジュレータ神経群の機能低下を引き起こすことが最近わかってきました。このTGFについては詳細はまだ不明な点が多いのですが、いずれにしても、脳はストレスが加わると活性酸素とTGFの二重攻撃を受けるため、疲労がなかなか治りにくい臓器であるということがわかってきたのです。

さらに問題なのは、心と連動して微妙に体のバランスをとる運動神経群もドーパミンを神経伝達物質としているので、ストレスで発生する活性酸素の攻撃を受けやすい性質があることです。したがって脳が疲労すると手足の微妙な動きが意のままにならなくなり、大事な勝負でせっかく鍛えた技を出すことが難しくなります。どんなに高い技術を持つアスリートでも、日常生活に悩みごとを抱えたまま、あるいは、勝負を意識しすぎて不安な心理状態のままで試合に臨んだのでは、高度な技を繰り出すことはできないのです。

このように、脳の疲労は勝負において致命的です。疲労をすばやく取り除く方法、さらに疲労しにくくなるような脳にする方法があれば、ぜひとも知っておきたいところでしょう。では、その方法をご紹介しましょう。

じつは、幸いにも私たちの脳は、疲労の解除命令を出す機能を持っているのです。その機能部位は、前頭眼窩野《がんかや》というところにあります。これは、言葉を司るブローカ言語中枢や、匂いを嗅《か》ぎ分ける嗅結節とも関連した働きをしています。

脳の疲労を取り除くためには、この前頭眼窩野と、心の発生に関与するモジュレータ神経群の機能を高めることです。

まず、前頭眼窩野の機能を高める方法についてお話しします。この場所は、ブローカ言語中枢と機能が関連していますので、気のおけない友だちや家族と話をすることが有効なのです。ただし、そこで愚痴をこぼしているとよけいストレスになります。仕事や上司の話題は避け、必ず楽しい会話にすることが大切です。ただリラックスしているだけでは、体の疲労はとれても脳の疲労はとれないのです。

また、前頭眼窩野は嗅結節とも機能が関連していますので、好きな香りを嗅ぎながら楽しい話をすれば、効果は倍増します。

じつは、話し相手がいない競技中でも、前頭眼窩野を刺激して脳の疲労をとるよい方法があるのです。どんな方法だと思いますか？

答えはシドニーオリンピック女子マラソンで優勝した高橋尚子選手の、ゴール直後のコメントにあります。

「楽しい四二キロでした。まわりの景色を楽しんで、友だちの顔を思い浮かべて楽しい会話をしながら走っていました」

そう、競技中でも、好きな友だちを思い浮かべながら、架空の楽しい会話をすることで脳の疲労をとることができるのです。

次に、モジュレータ神経群の機能を高める方法です。もうご承知のように、モジュレータ神経群はドーパミンを神経伝達物質としています。ドーパミンは人間の性格を明るく前向きにするといわれていますので、まず性格を明るくすることが第一条件となります。勝負に強いスーパープレイヤーは、ほとんどが何事にもめげない明るい性格を持っています。性格の暗い人はスポーツに向かないといわれるのは、ここに理由があるのです。

競技中は競技そのものを楽しむことも、モジュレータ神経群を活発にする効果的な方法です。苦しい状況そのものを好きになることが大切なのです。ここでも、高橋選手のコメントはじつに当を得ていることがわかります。高橋選手に限らず、世界的レベルの選手たちは、脳の疲労を回復することが勝つためにいかに大切かを経験上、知っているのです。

脳を疲れにくくするには、このように前頭眼窩野とモジュレータ神経群の機能を高めると同時に、脳にストレスのかからない生活を心がけることです。スポーツに限らず、仕事をやり残したり疑問を先送りしたりする人は、常に脳にストレスを抱えた状態になるので、ここ一番で力を発揮できません。日常生活において、てきぱきと一日の仕事や目標を達成する行動パターンをつくり鍛えてください。

また、座り方や歩き方など、疲れない姿勢を意識することも大切です。前の章でも少し述べましたが、いつでも真上に飛び上がれるような姿勢を意識すると、疲れにくくなります。縄跳びでは必ず元の位置に着地する、腰掛けた椅子からすばやく真っ直ぐ上に立ち上がるなど、どんな動作をするときもこの感覚を意識すると、脳の疲労が少なくなります。右や左に傾いて走るなどは、疲れやすい走り方の典型です。

脳の疲労を誘導するTGFを早く体から排泄《はいせつ》するために、入浴してリラックスすることや、脳内移行が可能で活性酸素の除去効果を持つテアニン（緑茶）の摂取、疲労回復効果があるビタミンB群を含んだ食べ物を摂《と》ることも、脳の疲労回復に有効です。

8. 勝負の最中にリラックスするな

九回裏、二死満塁、得点差は一点。こんな大ピンチを背負ってマウンドに立っているピッチャーに「リラックスして投げろ」と指示を飛ばす監督は、脳科学の見地からは監督失格といわざるをえません。

試合がハードであればあるほど、脳と手足をうまく連動させて、持てる力を出し切った最高のプレーを繰り出さなくてはなりません。そのためには、脳や手足が必要とする酸素とエネルギーを運ぶ血液の流れ、ヘモグロビンの機能、それを支える自律神経の働きが大切になります。

これらをサポートするのが心臓や呼吸器などの主要臓器ですが、じつはこうした臓器は、気持ちが高まった状態のときに活発に働いてくれるのです。

その理由は、心臓や呼吸器の機能は交感神経によって高められること、運動のエネルギー源となるブドウ糖も交感神経の刺激によって放出されるエピネフリン（アドレナリン）が肝臓のグリコーゲンを分解して作られること、そして、こうした交感神経の刺激は、「絶対負けない」とか「すばらしい戦いをしよう」といった心の高まりによって促されることにあります。また、心の高まりがあって初めて、試合に勝つためにはいま何がもっとも大切かを見抜く脳の機能も作られます。

ここでリラックスして試合に臨むとどうなるでしょう。当然、交感神経の機能が高まってこないので、戦うために必要なエネルギーが作られなくなります。心臓や呼吸器の機能も高まってこないので、脳や手足に酸素が少ししか運ばれなくなります。つまり、リラックスしていては勝負に勝てないのです。

少し運動生理学をかじった監督ならこういうかもしれません。いや、リラックスしろといったのは、気持ちの高まりが強すぎると血中のカテコラミン濃度が異常に高まりグリコーゲン分解が進むため、血糖値が必要以上に高くなって乳酸がふえ、心臓がドキドキして手足がうまく動かなくなるという悪影響があるから、少し気持ちを静めろという意味なのだ、と。

しかし、これも大変間違った考え方です。いったん高まったテンションを勝負の最中に「少し静める」ことは、闘争心が消え、集中力が低下し、勝負に対する執着心も低下することなのです。強すぎず弱すぎず適度に心を高める、などという方法では試合に勝てません。勝負の最中に交感神経の機能を高めることは、絶対に必要なのです。

リラックスの意味を取り違えてはなりません。試合中に「リラックスしろ」とわけのわからない指示を出すのは、脳や体に「勝たなくていいよ」といっているようなものなのです。

9. 緊張しすぎたときの対処法

しかし「リラックスするな」といっても、緊張しすぎて力が出せないのでは元も子もありません。世界のトップレベルの選手でも、四年に一度のオリンピックになると心のコントロールができず力が入りすぎた、逆に心が最高潮に燃えることができず集中力を欠いてしまった、などの例はたくさんあります。これらは試合であがってしまったために起こる失敗です。見ているほうは、そこにいろいろな人間ドラマを見出して選手に共感したり感動したりするわけですが、実際に競技をおこなう選手にとっては、試合にあがって負けるということは、この先いくら技術が上達してもまた同じ失敗を繰り返すことを意味するのですから非常に深刻です。これはスポーツに限らず、あらゆる仕事に共通する問題で、たとえば外科医が緊張して手術に失敗するなどということはあってはなりません。過剰な緊張にどう向き合うかという問題には、体験的に思いつきで対処するのではなく、つねに一定した科学的な対策を講じておくことが絶対に必要なのです。

先ほど述べたように、勝負どころで緊張することは間違いではありません。というよりも緊張しなくては勝負に勝てません。人間は緊張することによって交感神経の働きが高まり、心臓や脳がフル回転するのです。心臓の音が聞こえるくらいドキドキするのは、交感神経が異常興奮状態で働くためです。問題は、交感神経の興奮を保ったまま、その弊害をどう抑えるかにあります。ではこれから、その方法をいくつかご紹介します。

①副交感神経の機能を高める

幸い人間には、交感神経が過剰に働かないようにコントロールする副交感神経が備わっています。そこで、この副交感神経の機能を高めると、適度に心臓や脳を緊張させて闘争能力を維持したまま、自律神経を安定させることができるのです。

具体的には、呼吸法を活用することをおすすめします。息をできるだけ長く吐き出しながら、腹筋を締めるのです。ちょうど空手の型にこの手法が組み込まれていますので、一度、興味を持って空手に注目してください。とくにランニングでは、息を数回に分けて連続的に吐き出す方法が有効です。この場合、息を吸い込むときも分割的におこなうと、肺の中の肺胞も大きく膨らんだり小さくなったりするので、筋肉を緩める働きを持つ炭酸ガスが肺胞の中にたまらなくなり、筋肉の運動能力低下を防いで長く走れる条件を整えることになります。

ほかに副交感神経の機能を高める方法として、試合の最中には使えませんが、マイナスイオンを利用するのも有効です。お風呂や滝、あるいは暖かな水辺など、マイナスイオンを多く含んだ水蒸気の多いところに身を置くのです。この効果は物理学者フィリップ・レナード博士（陰極線の研究で一九〇五年にノーベル物理学賞を受賞）によって明らかにされたのでレナード効果ともいわれています。

②伸筋と屈筋の協調を意識する

緊張すると心がどう影響を受け、脳のどこがうまく機能しなくなるのか、仕組みを理解しておくことも必要でしょう。

刺激や情報に反応して心を生じさせるモジュレータ神経群は、細かい微妙な運動をおこなうドーパミン運動系神経群とつながっています。この神経群の機能がうまく働かなくなることが、緊張して失敗する理由になるのです。

たとえば、ゴルフのドライバーで豪快なショットを打とうとしてバックスイングで腕を大きく振り上げたとします。このとき、腕を伸ばす伸筋と腕を曲げる屈筋が同時に協調して動く必要があります。緊張しすぎると、この伸筋と屈筋がうまく協調して動かなくなるので、結果として腕が十分上がらず、肩も回らなくなってミスショットになるのです。したがって自分がいま緊張しすぎていると感じたときは、ゆっくりとしたリズムを意識してテイクバックし、屈筋・伸筋が協調して働きやすいように大振りしないことが対策になるのです。

③笑顔を鍛えよ

また、モジュレータ神経群をふだんから鍛えていると、大事なときに心が不安定状態になることを避ける能力が備わってきます。その具体的な方法は、前にも紹介しましたが、性格を明るくし、日常の行動では何事にも手を抜かず全力投球する、興味を持ってそれを好きになる、意欲と集中力を高めることです。

さらにこの神経群の機能を高いレベルに保つためには、これも繰り返しですが脳の疲労を残さないことも大切です。それには前頭眼窩野とブローカ言語中枢を刺激するため、楽しい会話をする、そのときできれば好きな香りを嗅ぎながら話をすることでした。

ここではもう一つ、この神経群を使って緊張をコントロールする方法として、笑顔をつくることをおすすめします。人間は笑顔のまま緊張することは非常に難しいものです。このことを利用するのです。朝、歯を磨くときに鏡に向かって、すばらしい笑顔をつくれるように顔の運動とマッサージをして練習するとよいと思います。奇想天外に思われるかもしれませんが、きちんと脳科学にもとづいた方法なのです。

④結果を意識しない

二〇〇六年冬季オリンピックのフィギュアスケートで金メダルを手にした荒川静香選手が、非常にいいコメントをしていました。

「順位はまったく考えていませんでした。新しい採点法に対応するために、演技ごとに自分の欠点を明らかにして、一つ一つをいかに完璧《かんぺき》にこなすかに集中していました。一位になれたことにびっくりしました」

これを聞いて、本当にメダルを獲ることを意識していなかったのだろうか、と疑問に思われた方も多かったのではないでしょうか。しかし、もしメダルを獲ろう、一位になろうなどと意識して演技していたら、一位になれたかどうかはわからないと思います。ここに、緊張状態のなかで実力を発揮するための大きな教訓が含まれています。

結果を意識するのではなく、それを達成するために必要な技、作戦に気持ちを集中させるのです。これはサイコサイバネティックス理論も教えていることでした。荒川選手の場合、採点者の印象による不公平をのぞくために一つ一つの技の評価を合計する今回の採点法の意義をいち早く理解し、適切な戦略を立てたことが、結果を意識しない気持ちをつくりだしたのでしょう。

九回裏、二死満塁、得点差は一点という状況では、ピッチャーはバッターをうちとるという結果ではなく、うちとるためのボールをどう投げるか、あるいは自分が自信を持っているボールをどう投げるかに気持ちを集中させることです。

目的と目標を分けて考えるという勝負脳を使うことが、自分のベストのプレーを可能にし、ひいては観ている人々にも感動を与えるのです。

実力が向上し、試合に勝つ経験を何度も重ねるほど、脳の中で勝ったときのイメージ記憶が強くなります。しかし、いくら勝つというイメージや予感がしても、決してそれにとらわれてはなりません。勝利を達成するために必要な技や戦略を緻密《ちみつ》に考え、それを確実に実行するように気持ちを高めることが、試合であがらない科学的な方法なのです。

3 人間は勝負を通して成長する

自分の国を応援する本能

勝負脳の鍛え方についてひととおり述べてきましたが、ここで少し違う話をしたいと思います。人はなぜ、勝負に燃えるのか、という話です。

さまざまな競技に打ち込む人たち、とくに若い人やその指導者には、どうかそのことをしっかりと理解していただきたいと願うのです。

全米を感動させた勝負脳

最近、私が観《み》て感動した映画があります。『シンデレラマン』という題名で、伝説のボクサー、ジム・ブラドックの生涯を描いた作品です。一介のストリートボクサーだった彼が波瀾万丈《はらんばんじょう》の人生をたどりながら、最後に勝てるわけがないといわれた試合に奇跡的な勝利をおさめて世界チャンピオンとなるまでの実話をもとにした映画です。監督は『ビューティフル・マインド』でアカデミー作品・監督賞を受賞したロン・ハワード、主演は『グラディエーター』でオスカーを獲得したラッセル・クロウ。一八キロも減量したクロウは、ジム・ブラドックのリング上での癖や独特の戦術などをすべて頭に叩きこんだうえで撮影に臨んだそうです。

もちろん「勝負脳」という言葉は私の造語ですから、この映画のスタッフが知っているはずもありません。しかし、ここまでこの本を読んでくださったみなさんがご覧になれば、主人公が奇跡を起こせたのはまぎれもなく勝負脳のおかげであり、人生のピンチにおいて勝負脳がいかにすばらしい結果をもたらし、ときに大きな感動を生みだすかを確認できると思います。

これから映画を観る読者の興をそがないよう、ここでは彼がどんな勝負脳を使ったか要点だけ紹介します。

ジム・ブラドックがいよいよ世界の頂点に手が届くまでに勝ち上がってきた頃、ものすごいKO率を誇るハードパンチャーの選手が現れ、彼はその選手と世界チャンピオンをかけて戦うことになりました。大方の予想は、パンチ力や戦歴からみて戦う前から勝負は決まっている、ジムは殴り殺されなければいい、といったものでした。さて試合が始まると、ハードパンチャーの選手はいつでもKOできるといった余裕を感じさせながらゆっくりと間合いをつめてきます。これに対して、ジム・ブラドックのコーチは勝負脳を使った作戦を立てたのです。それは、全力を先制攻撃に集中させてポイントを稼ぎ、その後は足を使ってかわしきるという策でした。

試合前から十分に体を動かしていたジム・ブラドックは、初めから集中力を全開にして先制攻撃を仕掛けます。この作戦はみごとに当たり、いいパンチがいくつもあたって五ラウンドあたりまではポイントでリードする試合展開になりました。ところが、相手も中盤からは本来の力を発揮しはじめ、徐々に強烈なパンチを繰り出すようになります。追い込まれたジムは、それでも足を使ってなんとか逃げきろうとしますが、最終ラウンドでは誰の目にも逆転は必至、というよりノックアウトが濃厚な状況になってしまいます。

まだポイントでは二点ほど勝っている。「逃げろ！」とコーチは最終ラウンドも絶叫しながら指示を出します。しかし、もはやその作戦は誰の目にも難しいと映る状況でした。相手は勝利を確信し、ライオンがウサギを追いつめるように攻めてきます。

ところが、ここで今度はジム・ブラドック自身が、勝負脳を駆使した奇策を編み出すのです。すなわち「攻撃へ攻撃を仕掛ける」作戦です。

強打の相手だけに、パンチを出してきた瞬間には隙が生じる。打たれても倒れさえしなければ、自分のパンチが当たるかもしれない。そうすれば勝負はわからないと考えたジムは、一転して真っ向から相手がもっとも自信を持っている打ち合いの勝負に出ます。度肝を抜かれたのはコーチばかりではありません。いままで逃げ回っていた相手が突然、自分の得意な打ち合いにきたのですから、自信満々だった相手の選手も驚きました。見ていた観衆は思わぬ展開に感動し、ジムに声援を送りはじめます。場内のムードが一変するなか、それまでジムを追いかけ回していた相手はいきなりの打ち合いにガードがうまくできず、ついに打ち負けてしまうのです。これが、奇跡といわれたジム・ブラドックの勝利のあらましです。

勝負脳とは何か、本書を読んでおおよそのところを理解したみなさんには、ぜひこの映画をご覧になることをおすすめします。より強く、深く、勝負脳についてのイメージが頭に焼き付くはずです。

患者の命を救った勝負脳

最後に、私自身が勝負脳を駆使して難手術を成功させた例をご紹介して、この章を終わることにします。

あるとき、四十二歳の男性が心停止状態になって救命救急センターに運ばれてきました。その状態になってから十五分後と、比較的早い段階でしたので心肺蘇生術を試みましたが、二十分間続けてもまったく反応がありません。これはもはや回復の可能性がない、つまりご臨終であることを家族に告げざるをえませんでした。

ところが、その男性の娘さんは父親の死を頑として受けいれないのです。

「先生！　お父さんを治して！　どんなことをしてでもお父さんを元に戻して！」

絶叫する娘さんの気持ちが私を動かしました。心ひそかに長い間検討を続けてきた、しかしあまりの奇想天外さにとても実行には移せなかった手法を使う勇気をもたらしたのです。

私はスタッフに指示を飛ばしました。

「心臓マッサージをやめなさい！」

懸命にマッサージを続けていたスタッフの面々は唖然《あぜん》とし、ある若いスタッフは私の頭がおかしくなったと思ったのか、おそるおそる聞いてきました。

「先生、いまマッサージをやめたら本当に死んでしまいます」

私は答えました。

「いや、死にかけている心臓に無理に働けといっても、よけい死に向かうだけだ。それよりいまは心臓を休ませるべきだ」

そして、ことさらに大声をあげて次の指示を飛ばしました。

「三分以内に体外ペースメーカー装着！　バルーンポンピングを使った体外循環確保を十分以内に開始！」

私の手術戦略は、心臓を動かして患者を回復させるという最終的な目的と、それを達成するための目標を切り離して考えることにありました。心拍再開にとらわれずに、脳や体に酸素の豊富な血液を行き渡らせて手術を可能にすることに目標を置いたのです。

スタッフたちはやがて私の意図を理解し、現場は活気づきました。目的の困難さに思考停止していたのが、実現可能な目標が設定されたことでそこに集中できるようになったのです。みずから鍛え上げてきた医療軍団に私は自信と誇りを感じました。

心臓を休ませながらなんとか生命を維持した私たちは、心臓が止まった原因である冠状動脈閉塞部に足の付け根の血管からカテーテルを通してバルーン法で血流を再開通させ、その後、脳低温療法で勝負をかけました。その後も紆《う》余曲折《よきょくせつ》はありましたが、運び込まれてから三日目、男性の心臓はついに動きはじめたのです。

後遺症もなく、元気に退院されていった男性と、娘さんの姿を見て思いました。あの娘さんの叫びがなければ、私は勝負をかける勇気を出せなかった。男性の命を救ったのは結局、娘さんの父親への強い愛情と、娘さんにそれだけ愛された男性自身だったのだと。

このケースでは幸い成功をおさめることができましたが、こんな手法がつねにうまくいくとはかぎりません。私たちはこの手術の成功の要因を全員で検証したあと、ピッツバーグ大学にこの治療法を紹介して評価を求めました。聞いていた全員から、あまりの大胆さに驚きの声があがりましたが、やがて、一見、奇想天外のようでも、じつに緻密に計算された治療戦略であることが認められました。

目的と目標を切り離す――すでに繰り返し述べてきましたが、これを実践したこの治療法こそ、臨床医として私が勝負脳を最大に発揮した例だったと思っています。この実績によって蘇生限界がまたひとつ先に延びました。今後はさらに治療法に工夫が加えられ、世界中で多くの人の命が助かるきっかけになることを期待しています。

第三章　「心・技・体」を科学する

1 試合に勝つための「心」

最後に、前章でおことわりしたように、試合に勝つための「心・技・体」について科学的に考察してみたいと思います。

ここまで私は、スポーツを例にとりながらも、ビジネスや勉強などさまざまな局面に応用可能な話をしてきたつもりです。しかしこの章では、よりスポーツの実例に即して、脳科学者として私なりの心・技・体についての考えを披露することをご了承ください。あらゆる競技において、やはり心・技・体は基本です。せっかく勝負脳を自分のものにしても、この三つが鍛えられていなければ大胆な作戦を成功させることはできません。しかし、ややもすればこの言葉には非科学的な精神論がつきまとい、選手や指導者をミスリードしてしまいがちなのも事実です。いまの日本人アスリートの戦いぶりを見ていると、心・技・体の誤った解釈に引きずられ、みすみす勝てる試合を落としているケースがあまりにも多いように感じるのです。

日本人は勝負弱い民族である!?

まずは、「心」から考えてみたいと思います。

みなさんご承知のとおり、競技には団体競技と個人競技があります。オリンピックを見ていると、団体競技が得意な国があれば個人競技が得意な国もあり、国によって得意不得意があるのがわかります。日本は昔から、どちらかといえば野球やバレーボールのような団体競技を得意にしている一方で、一般的に一対一の陸上やテニス、スキーのような個人競技はあまり得意とはいえないように思います。逆に、個人競技はめっぽう強いのに、団体競技になると不思議なほど冴《さ》えない国もあります。どうしてこのような差が生じてくるのかを考えてみましょう。

私には、この差は食べ物の違いからきているように思えてならないのです。そのことは、動物の行動パターンをみると一目瞭然です。草や穀物を主食とする草食動物は、集団で行動して敵と対抗する方法で身を守っています。これに対して肉食系の動物は、一般に単独行動をとる傾向が強いものです。人間も草食系の民族には集団で農耕に従事していたときからの、肉食系の民族には一人一人が獲物を求めて駈《か》け回っていたときからの遺伝子が組み込まれていて、その影響から逃れることはできないのではないでしょうか。

そう考える理由をお話ししましょう。

受精卵として命を授かった人間が、母親の胎内で少しずつ神経や臓器をそなえて人間らしくなっていく過程をみていくと、脳や脊髄《せきずい》はなぜか、腸と密接な関係にあることがわかります。脳と脊髄が腸を守るように発達していくことが、不思議な現象として医学界で認識されているのです。

消化器系と脳との関係については、次のようなこともわかってきています。

腸や胃の壁には、ボンベシン、ニューロメジン、コレシストキニン、ガストリン、ニューロペプタイド……といった数え切れないほどの酵素系物質やペプチド（アミノ酸化合物）がありますが、じつはこれらの物質は、脳組織の中にも星をちりばめたように無数に存在しているのです。その役割については現代医学でも全容が明らかになっていません。ただ、腸の免疫力も脳の働きによって変化するなど、腸と脳の関係はいま注目を集めているテーマの一つなのです。これらの研究成果は一九九八年にイギリスのジェラード・P・スミスによってまとめられ、オックスフォード大学から出版されています。

日本も柔道は強いじゃないか、という声があがるかもしれませんが、柔道の場合は個人競技といえども日本発祥の競技として、日本人の誇りと使命感をもってあたかも団体競技のような体制で選手を育てているのが強さの理由でしょう。ここに日本人選手を育てる一つの答えがあります。米を主食とする日本人にとって集団合宿のもとでおこなう訓練は非常に有効なのです。

これに対して肉を主食としている欧米系の人たちは、団体競技であってもサッカーのように個人の力に依存している競技には非常に強い力を発揮します。個人の順位や勝負にこだわると強くなるのです。反面、肉食系の弱点は、自己主張が強く往々にして単独行動が出やすいため、個人技を殺してでも集団の力や作戦を優先する場合がある団体競技では、力を十分に発揮するとはかぎらないところです。

肉食系の動物でも獲物を捕るという目的が一致すると団結して獲物に飛びかかるように、肉食系の人間も必ず勝つという意識で団結することさえできれば、非常に強いチームになるのですが、それは裏を返せば、団結することがなかなか難しいということです。この感覚は、たとえばアメリカで生活していると日本にいるとき以上に強く感じることができます。みなさんも、アメリカの映画でバスケットボールチームなどの監督が試合中に、勝利の意識を植え付ける言葉をしつこいほど選手に反復させているシーンを見たことがあると思います。日本人ならそこまでしなくてもわかるだろうといいたくなりますが、彼らはそこまでしないとつい、チームの勝利を忘れた個人プレーに走ってしまうのです。私たち日本人とは、考えている脳が違っているのです。

しかし、草食系の民族にも独特の弱点があります。草食動物には、危険に直面すると体が固まって動けなくなる習性があります。これは、逃げるものを追いかけるという肉食動物の習性を逆用して、敵の目につかないようにする本能的な行動と考えられています。草食系の民族である日本人もまた、草食動物と同じように、危機的状況を迎えると体が硬くなって緊張する習性を受け継いでいるのです。しかも、いざ肉食動物と草食動物が戦えば草食動物はつねに敗れ、食べられる側にいます。草食系の民族にも、戦いとは負けるものだと考える遺伝子が植え付けられているのです。だから日本人にとって勝負とは、負けるという結果が予想される危険な行動です。戦いを好まず、戦っているときも勝負どころになると緊張して体が動かなくなる素因を、私たちはもともと持っているのです。

それでは、日本人がこうした遺伝子レベルでのハンデを背負いながら個人競技で肉食系民族に勝つには、どうすればよいのでしょうか。これまでは勝負どころでも揺るがない精神を養うために、心を鍛える、あるいは心理学を駆使した自己暗示などの方法がとられてきました。「心・技・体」と「心」が第一にあげられるのも、そうした日本人の弱さに気づいているからかもしれません。しかし現実には、サッカーのワールドカップでは相変わらずゴール前での決定力不足が嘆かれるなど、さまざまなスポーツにおいてめざましい効果が上がっているとはいえません。そこで、本書では脳科学を使ってこの問題を乗り越える方法を考えてみたいと思います。

まず一つは、食べ物と習性の関係を理解し、試合の少し前から食事の内容を少しずつ変えていく方法です。そんなことがあるかと思われるかもしれませんが、肉をいつも食べていると、不思議なことに肉食動物と同じように動きが活発になり、一対一の勝負に燃える心が強くなるなど、徐々に行動パターンが変わってきます。反面、単独行動をとりがちになるなど、わがままな習性が芽生えてくるため、和を重んじる日本の組織になじめなくなる危険も生じてきます。実際、こうした人間の習性が理解されないために芽が出なかった選手の話をよく耳にします。これは、スポーツにかぎらず会社などにおいても共通していえることでしょう。みなさんの周囲にいる人の食生活と行動パターンを観察してみてください。肉が好きな人はバリバリと仕事をこなすので責任ある地位につく確率が高いと思いますが、一方で攻撃的なきつい性格を持っているので、泣かされている人も多いのではありませんか。

日本人は「目的より目標」

このように食生活を変えることは、勝負に強くなるために、一時的にはたしかに有効な方法です。しかし、長年にわたって受け継がれてきた習性を個人の努力で変える方法にはやはり限界があります。そこで二つめに、より日本人の習性に即した方法を紹介します。

それは、「勝つ」という目的ではなく、「勝ち方、あるいは勝つために求められる技や作戦」という目標に向かって全力を傾けることです。そう、これまでも何度か述べてきた、サイコサイバネティックス理論の一つです。じつはこの方法こそ、勝負を意識すると体が硬くなる習性を持つ日本人にとって理にかなった対策なのです。

国際大会で優勝した日本人選手がよく「気がついたら一位になっていた」「結果は気にせずよいプレーを心がけた」などとコメントしているのは、決して謙虚さからだけではありません。日本人にとって、そう考えることこそが勝利への最短条件なのです。

だから私は、オリンピックなどでメダル、メダルとすぐに結果を求めがちなメディアのあり方に疑問を持ちます。選手は必然的に、絶対メダルを獲るのだと結果ばかりに意識が向かい、具体的な達成方法に集中できなくなります。もっと勝ち方に目を向け、その達成に何が必要かといった情報を提供することで応援するべきだと思います。結果に執着する報道は、選手と一緒に戦っているつもりかもしれませんが、脳科学的にいえば、成功しない方向へ環境を整える悪魔のささやきのようなものなのです。

ひとつの例をご紹介しましょう。日本人ではありません。二〇〇六年のサッカー・ワールドカップに出場したブラジル代表チームの話です。

この大会でブラジル代表は「史上最強チーム」との評判をほしいままにし、メディアも優勝して当然と書きたてるなかで大会に臨みました。しかし、結果は準決勝で敗退と、決勝にも進めず多くの期待を裏切ってしまったのでした。このブラジル代表チームに大会期間中、ずっと密着取材していたあるジャーナリストはこういったそうです。

「彼らは、まったくいつもの彼らではなかった。練習中、常に絶えなかった笑い声も冗談も消え、重圧のためにサッカーを楽しむ気持ちを忘れてしまったように見えた」

どの国よりもサッカーを楽しむことを大切にしているブラジル代表チームにして、絶対に優勝というプレッシャーがかかるとこうなってしまうのです。目的に心を奪われないようにするには、本人たちだけでなく、周囲の協力も必要なのです。

力があるのに負けてしまうのはあまりにももったいないことです。選手のみならずメデイアも、もっと日本人の習性を知ってほしいと願わずにはいられないのです。

2　試合に勝つための「技」

次に、心・技・体の「技」の話をします。

技を身につけるには一にも二にも猛練習あるのみ、という考え方があります。しかし、世の中にはあまり練習をしなくてもすぐに高度な技を身につける選手がいます。試合になると考えられないような神業を繰り出す選手がいます。私たちはこのような選手を特別視して、「運動神経がよい」といっています。そしてオリンピックなどのレベルの高い大会になるほど、勝利をおさめるのはこうした運動神経のいい選手になってきます。訓練に訓練を重ねれば誰でもある程度、運動能力を高めることはできますが、訓練だけなら相手の選手もしているので、運動能力だけでは大きな差をつけることは難しいのです。

しかし、運動神経というのはいわば天賦《てんぷ》の才能であって、誰にでも備わっているものではない、残念ながらさほどの運動神経に恵まれなかった者は、地道な努力を続けるしかない……多くの人はそう考えて、来る日も来る日も猛練習に明け暮れているのでしょう。

もちろん猛練習にも一定の効果があることを私は否定しません。しかし、それだけでは飛躍的に運動能力が上がるとは限らないのもまた事実です。もし必ず運動能力が上達する方法があるとしたら？　自分にも神業を生み出せるような運動神経を獲得する方法があるとしたら？

じつはあるのです。運動神経のよしあしはすべて先天的に決まっているものではなく、鍛えることによって、よくすることも可能なのです。

運動神経は空間認知知能と連動する

ここで運動のメカニズムを簡単に説明しましょう。

私たちが手足を動かす場合、手足の筋肉の一つが収縮すると、その運動を助けるために他の筋肉が伸びるといった具合に、脳の運動神経細胞は錐体路系《すいたいろ》と錐体外路系《すいたいがいろ》のバランスをとって機能しています。錐体路系は筋肉を収縮させる神経、錐体外路系は反対に筋肉を伸ばす神経です。このとき、小脳による体のバランス機能が加わって、複雑なスポーツがおこなえるのです。そしてこのほかに、モジュレータ神経群と連動しながら同じ神経伝達物資ドーパミンを使って心のままに手足を動かすドーパミン運動神経群があります。一般的に「運動神経」といわれるのは、これらのことなのです。

運動の達人、つまり運動神経がよい人とは、これらの神経群を、空間認知知能と連動させることがうまい人のことをいいます。空間認知知能とは、第一章で述べた表現知能のひとつで、空間認知能力にかかわる知能です。みなさんも、運動を開始する前に「なんだかうまくいきそうだ」と感じたことはありませんか。実際にこんなときは、ほとんど思ったとおりにうまくいったはずです。逆に、「これは難しそうだ」と思ったこともあるでしょう。そんなときは実際に、うまくいったためしがないはずです。第一章でキャッチボールやゴルフのパッティングの例をあげましたが、「胸元へ投げよう」とか「いい転がり方をさせよう」と心に思うと体が自動的に調節するのも、この空間認知知能のおかげなのです。この知能を運動神経に連動させると、心に思ったとおりに、しかも無意識に体を動かす機能が高まります。オリンピックでメダルを獲るような選手は、ほとんどがこの能力が非常に高いことを示唆するコメントを残しています。私たちも空間認知知能を鍛えれば、達人並みの神業を繰り出すことも夢ではありません。鍛える方法については、第一章の脳

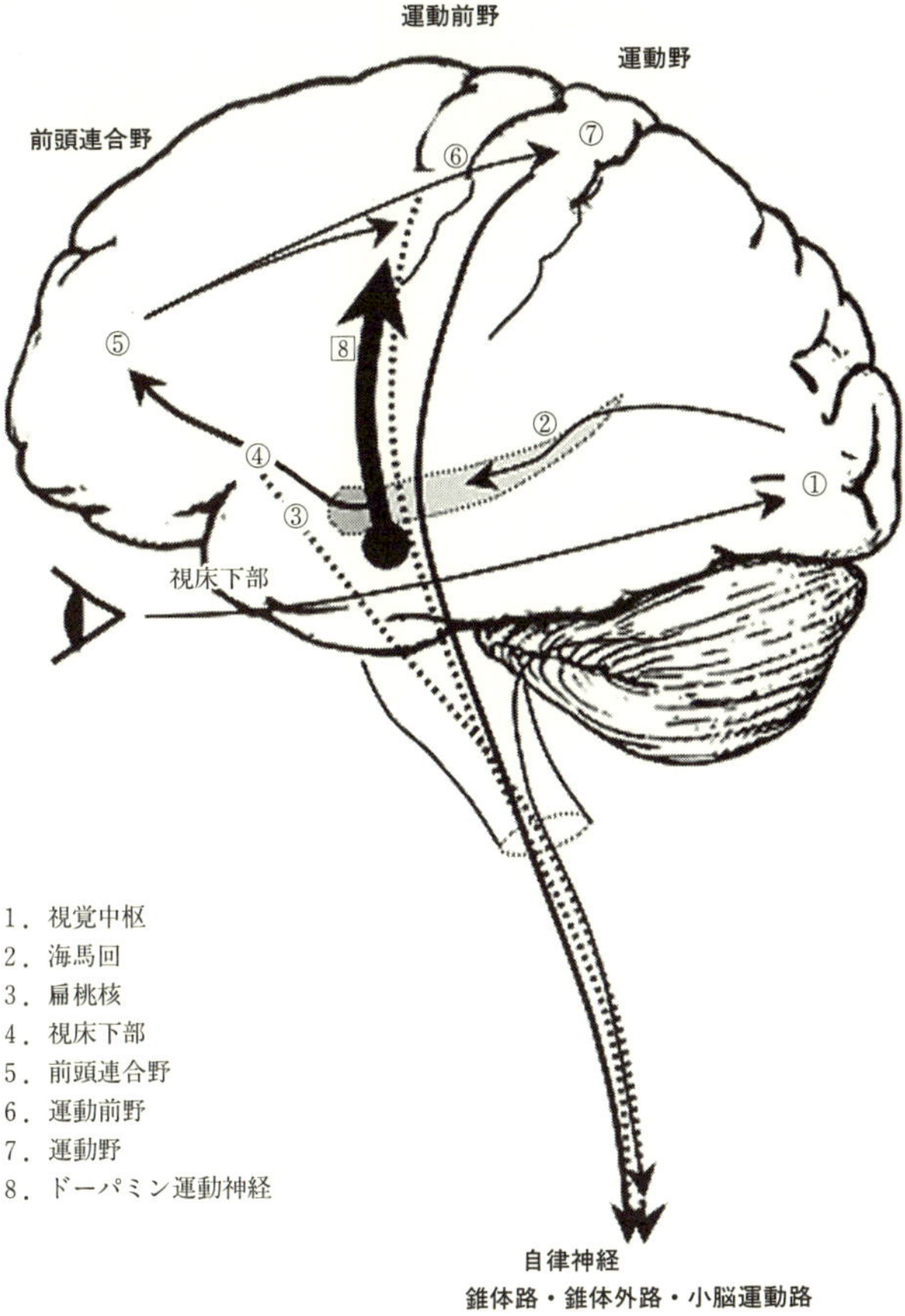

図9　モジュレータ神経群と関連して動くドーパミン運動神経
気持ちが緊張状態になると、ドーパミン運動神経が働いて点線の錐体外路と自律神経系が働くため、脈が速くなって手や指の微妙な運動が難しくなる。緊張したときは、手先よりも体に近い肩から動かす方が失敗が少なくなる

外科医の例を参考にしてください。

脳の手術をしたら「スリ」失業

ここで私が体験した、運動神経についての示唆に富んだ話をひとつ紹介します。

私は脳外科医としてパーキンソン病の治療に携わっていたことがあります。前にも述べた、脳の中でドーパミンが減ってしまう病気です。心を生みだすモジュレータ神経群や運動神経が、このドーパミンを神経伝達物質とするドーパミン系神経群の一つであることもお話ししました。

その当時は脳内のドーパミンをふやすよい薬がなかったため、パーキンソン病に対してはドーパミン系神経群の一部分に傷をつけ、ドーパミン分解を遅くすることによってドーパミンをできるだけ長く脳内にとどめるという手術をおこなっていました。手術が成功すると脳内にドーパミンがふえて、手足や体の震えが止まるのです。

あるとき、四十歳ぐらいの男性の患者さんにこの手術をおこなったところ、術後、みごとに手足の震えが止まってスムーズに歩けるようになり、患者さんは喜んで退院されました。ところが、一ヵ月ほどしてからその患者さんが浮かぬ顔でやってきて、歩けるようになったのはよかったが、困ったことが起きたというのです。

じつは自分はスリなのだが、この手術のあとスリができなくなった、と。

ドーパミン系神経群にわずかな傷をつけたために、スリに必要な微妙な指の動きが失われてしまったのです。私はこのとき初めて、この神経群が細かな運動のための機能を持っていることを知りました。当時はそうした微妙な運動についてはあまり注目されていなかったので話題にもなりませんでしたが、スリの名人技を繰り出すためにはドーパミン系神経群が大切なのだと、非常に感心したのを覚えています。その患者さんに対してはよいことをしたという気持ちとすまないことをしたという気持ちの整理がつかず、「悪いことができなくなってよかったじゃない！」と、一方的にこちらの考えを押しつけてしまったものですが、患者さんの浮かない顔を見ると何とも複雑な気持ちになって、その記憶はいまだにすっきりしない形で残っています。

さて、これほど微妙な動きにかかわるドーパミン神経群を鍛えれば、体を意のままに操る運動神経を手に入れることも可能なはずです。では、どうすれば鍛えられるのでしょうか。

それは、この神経群に関連しているモジュレータ神経群を鍛えることです。ドーパミン系神経群は、モジュレータ神経群と連動して機能を発揮します。そこで、モジュレータ神経群に含まれる海馬回、扁桃核、尾状核、側坐核、視床下部、前頭連合野などの機能を鍛えることによって、微妙な動きまで意のままにする運動神経の力を高めることができるのです。

具体的には、①性格を明るくして常に前向きの思考をする、②常にやる気をもって行動する、③何事も気持ちを込めておこなう（運動するときだけでは駄目です）、④何に対しても勉強し、楽しむ気持ちを持つ、⑤感動と悔しさは生きているからこその宝物と考え、大切にする、⑥集中力を高める、⑦決断と実行を早くする、などの方法です。第一章の、記憶力を高める方法に似ているなと思った方はご明察です。そもそも、同じモジュレータ神経群の機能を高める方法なのですから。記憶力を高めて頭をよくするのも、運動神経をよくするのも、つまるところ心の機能を高めることで実現するのです。

ふだんの行動パターンからこの七項目のレベルアップをこころがけ、人間性を高めることで運動神経がよくなり、運動の達人をめざすことも可能になるのです。

3　試合に勝つための「体」

「心・技・体」のうち、残るは「体」の話です。

ここではいくつかの論点がありますが、まずは運動力学の基本となるバランス姿勢について述べます。これを欠いていると、いくら心と技を鍛えても運動の上達に限界があるからです。

よい姿勢が勝利を呼ぶ

背筋を伸ばして竹刀を打ち込めとか、ゴルフスイングや野球のバッティングでは背骨を軸にせよとか、スキーのエッジングは腰を落とさず高い位置からかけろとか、卓球のボールは上体が起きないようにフットワークを使って打ち込めとか、腰のバランスを保って走れとか、姿勢に関してはさまざまなことがいわれています。これらからみても、体の正中にある背骨がバランスの軸になることは間違いありません。しかし、それを知っているだけでは、本当によい姿勢にはたどりつきません。背骨のどこを意識し、どこを鍛えれば、

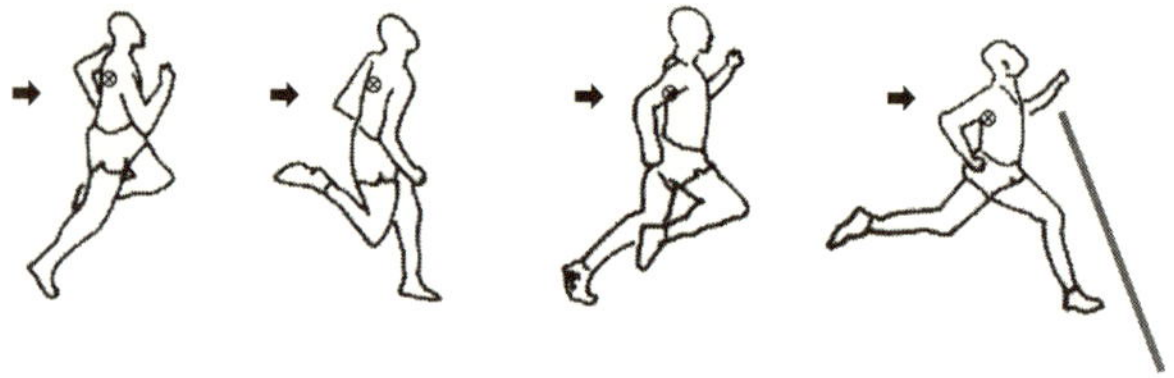

図10　オリンピック100ｍ走選手のバランス姿勢
両肩甲骨間の⊗印の箇所を前に移動させる感覚で走っている。後半からゴールまでは腕を後ろに強く振るため、あごを前に出して加速している

よけいな力が入らず体のバランスが崩れない姿勢で運動ができるようになるのかを知らなくてはなりません。

自分では姿勢がよいと思っている読者は、試しに目を閉じて、同じ位置に着地するジャンプを十回続けてみてください。目を開けたときに同じ位置に着地していなかったら、運動バランスの支点がずれています。速足で歩くと疲れる人、大事なときに緊張して体が硬くなる人、椅子に腰掛けて話を聞いているとすぐに姿勢が崩れる人、人の話を持続して聞くことが苦手な人も運動バランスの姿勢が悪いことが多く、そういう人はどんなスポーツをやってもなかなか上達しません。

対して一流の運動選手は、立ち姿も運動中の姿勢も非常にきれいに見えるものです。その運動バランスの姿勢は、いったいどこにポイントがあるのでしょうか。

その答えは、足を主体に使うスポーツと、腕を主体に使うスポーツとで異なります。

まず、足を主体に使うスポーツでは、左右肩甲骨の間に位置する胸椎《きょうつい》と、それに付着している筋肉（棘間筋《きょくかんきん》）が自然にまっすぐに伸び、どのような状態からでも真上に飛び上がれるような姿勢が運動バランスのよい姿勢になります。一流選手は一〇〇メートルを全力で走ってもこのバランス姿勢は崩れません（図10）。さらにこのとき、尾骨の正しい位置が意識できたら、よりすばらしい姿勢になります。

運動バランスのよい姿勢をとると、力学的にむだの少ない動きが可能になると同時に、心臓の拍動が安定し、長時間のスポーツにも疲れにくくなります。さらに第二章で述べたように、疲れにくい運動姿勢は脳の疲労も少なくし、勝負強い脳をつくるうえでも非常に大切なことなのです。

実際に、自分で体験してみてください。背中の両肩甲骨間の筋肉を意識して、ここを前や横へ動かす感覚で体を動かしてみると、いかに安定した動きになるかがわかります。ここを意識して、体を前に運ぶ感覚で歩いてみると、足の力をそれほど使わなくてもバランスのポイントを前へ移すだけで速く歩くことができます。

この左右肩甲骨の間に位置する胸椎と、それに付着している筋肉が運動バランス姿勢のポイントであることを示唆する話を、二つ紹介しましょう。

一つは、宇宙飛行士の毛利衛《まもる》さんから直接伺った話です。

無重力状態に近いスペースシャトル内で眠るとき、人は自然に地球のほうに向かって上体を少し前に傾けた、うつむき状態の姿勢になるというのです。ちょうど、運動バランス姿勢のポイントのところを持って人間をぶら下げたような姿勢です。無重力状態でも体のバランスを保つポイントは変わらないという話が大変興味深く、感銘をうけました。

もう一つは、アメリカでの研究中の体験です。

一九八〇年、マイアミ大学脳脊髄研究センターで私は、小さなラットの脊髄に損傷を加えて、脊髄損傷部の血流や代謝を調べ、その治療法を探る研究をおこなっていました。実験モデルを作るには、背骨に付着している筋肉を電気メスで骨からはがし、背骨をドリルで脊髄が透けて見えるくらいに薄く削り落とすことになります。ところがこのとき、運動バランスのポイントに当たる胸椎から筋肉をはがすと、突如心臓が止まってしまうことがあるのです。首や腰に近い筋肉を背骨からはがしても、そのようなことは決してありません。その理由がわからなくて、当時、私はいろいろな文献を調べましたが答えは得られませんでした。ただ、関連論文として、この筋肉をマッサージしていると不整脈の回復が早くなるという報告がありました。その論文を書いたフランスの研究者は、自律神経の機能との関連性が強い場所なのであろうという解釈をしていますが、その後、この筋肉と自律神経との関連については研究が進んでいないので詳細はよくわかっていません。

胸椎と、それに付着する筋肉をポイントとする姿勢は、ランニングから球技に至るまで、バランス能力を必要とするスポーツすべてに効果があります。いろいろ練習をやっているが壁にぶつかってうまくなれない人、最後の勝負どころで根気負けしてしまう人は、この姿勢をつくることで突破できるかもしれません。運動バランスがまっすぐできれいな姿勢の選手が最後の競り合いに強いのは、他の選手より疲れにくい姿勢で運動しているからです。

きれいな姿勢をとれない人は、意外な理由として、足の長さが左右異なっている場合があります。椅子に正しく足をそろえて座ってみてください。膝小僧が左右きれいに並んでいたら問題ありませんが、少しずれていたら足の長さが同じではありません。このため歩くときに骨盤が短いほうに傾き、背骨はそのバランスをとるためにS字状に曲がってくるので、首が正確に正面を向けなくなります。腰が痛いとか肩がこりやすい人、靴底のすり減り方が偏っている人も、足の長さが異なっているのが原因です。このような人は、短いほうの足の靴を敷き革などで少し厚くすると見違えるようにきれいな姿勢になり、走るときの腰の切れがよくなるなど、あらゆる運動においてバランス感覚が飛躍的に上達するはずです。

次に腕を主体に使うスポーツにおける姿勢です。野球のピッチングやバッティング、あるいはゴルフのテイクバックでの腕や肘《ひじ》の位置は、狙ったところに投げたり打ったりする際に重要です。スキーの回転競技でも、足の使い方と同時に腕の使い方もバランスをとるために重要です。しかし、これらの運動では左右肩甲骨間の位置は腕を動かすことによって移動するので、ここを運動バランスのポイントにすることはできません。では、このようなスポーツでは運動バランスのポイントはどこになるのでしょうか。

足を主体に使う運動のバランスポイントは両肩甲骨の間の位置だったのに対し、腕を主体とする運動の場合はバランスのポイントを骨盤のほうに移動させる必要があります。具体的には、肛門近くにある尾骨を意識して、やはりどんな姿勢からでも真上に飛び上がることができるバランス姿勢を整えることです。

そのうえで、もう一つ大切なのが、あごの向きと目線を正しい位置に保つことです。これによって、腕の動く角度が力学的に決まってくるからです。「腕を前寄りで高く上げた

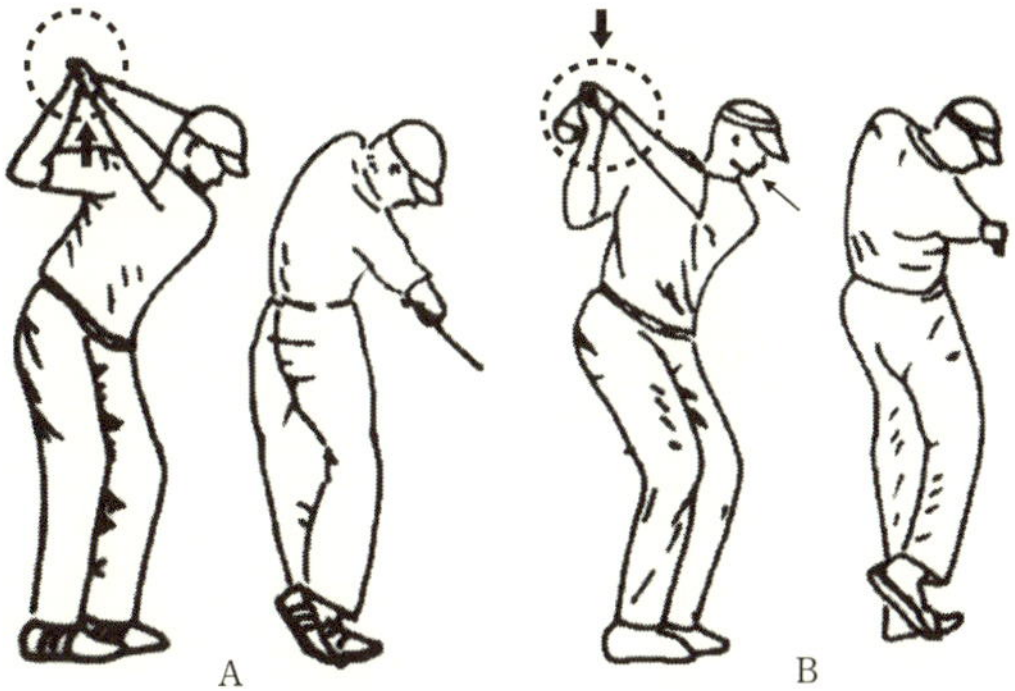

図11　バランス姿勢とゴルフスイング
理想的なスイングは、身長とボールまでの間合いに適したバックスイングのトップの位置で決まる。あごを引くとバックススイングのトップは前寄りの高い位置となり(A)、あごを上げるとトップの位置は低く後方に自然に移動する(B)ので、自分に適した構え方に調整できる

いときはあごを引く、腕を低く後ろ寄りに上げたいときはあごを上げる」、これが原理です。尾骨、あごと目線のバランスが歪《ゆが》んでいると、腕をこの位置に上げようとしても振り上げることができなくなります(図11)。

このバランス姿勢ができるとゴルフのスイングを安定させたり、テイクバックの方向を調整したり、バッターであればピッチャーの身長から投げおろす腕の振り方に対応したバッティングがしやすくなったり、高めや低めのボールを打ち分ける場合にも効果的な姿勢をとれるようになります。プロのピッチャーであれば、感覚的にこのことを意識して投げていると思います。あごを引いて投げると低めのボールが威力を増し、あごを上げると高

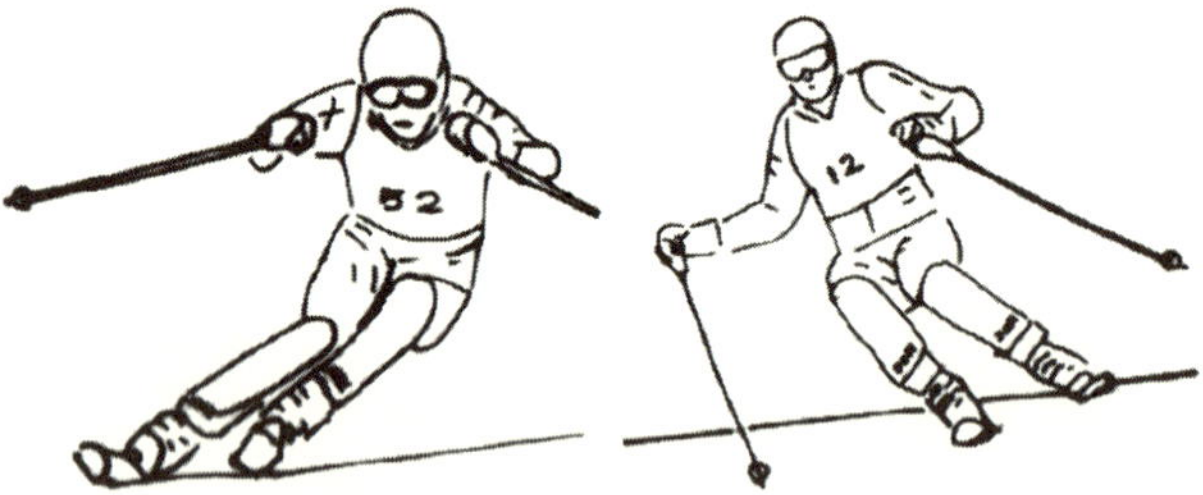

A　　　　B

図12　バランス姿勢とスキーの加速
急斜面では腕を前で操作するためにあごを引き（A）、緩斜面ではあごを前に出して腕を後ろで操作し、スキーの横ずれを抑えて、加速している（B）

めのボールが威力を増します。逆にバッターにとっては、ピッチャーのあごが一つの観察ポイントになるわけです。

スキーのスラロームの選手は、尾骨と両肩甲骨間の背中を意識したバランス姿勢を保ちながら、急斜面ではあごを引き、緩斜面ではあごを前に突き出すほどにして腕を振っています（図12）。尾骨、あごと目線のバランス姿勢を配慮しないで、足や腕の動かし方だけを意識して解決しようとしても、体の構造的力学からいって一定の動きをすることが難しいのです。ゴルフスイングでいえば、バランス姿勢とあごの位置が一定でないと打ち出すボールの弾道も変わるので、きのうはうまく打てたのにきょうはなぜか調子が悪いとか、狙った場所にうまくボールを飛ばせないということが起きます。

いくら練習しても腕を使うスポーツが上達しない人も、思ったところへボールを投げ、打つコントロールにさらに磨きをかけたい人も、尾骨、あごと目線を意識して自分の運動バランス姿勢を作り上げてください。目からウロコが落ちるように、急にレベルアップするかもしれません。スポーツ観戦も、人間の姿勢と運動に関する知識があれば面白さも倍増してきます。

長距離ランナーは腸が命

陸上の長距離選手が、レースの最中に突然走れなくなることがあるのを、みなさんもご覧になったことがあると思います。今度は話題を変えて、そういうことがなぜ起こるのかを考えてみたいと思います。あとでわかりますが、じつはこれにもバランス姿勢の話が関連しています。

マラソンや駅伝などで、才能ある選手が腹痛のため競技を断念する姿を見ると非常に残念な思いがします。もちろん、選手自身の悔しさはまさに断腸の思いでしょう。走る前にものを食べると胃痙攣《いけいれん》を起こす可能性があるので、少なくとも三時間前から食べ物は口にしないといわれていますが、腹痛の原因がそんな簡単なものではないことは、女子マラソンの世界記録保持者ポーラ・ラドクリフ選手でさえ、アテネオリンピックで腹痛のため走れなくなったことからも明らかです。

どうして長距離ランナーに限って腹痛が起きるのでしょう?

その発生メカニズムは比較的簡単です。しかし、体に起こる変化は複雑です。

腹痛発生のメカニズムでもっとも多いのは、腸の血流が減少する腸虚血です。これは、人間の体の解剖学的な構造から理解する必要があります。

人間の腸の血流は、脊柱に固定されている腹部大動脈から、十二指腸の高さで枝分かれした腸間膜動脈を通って保たれています。この腸間膜動脈は、小腸や大腸を網の状態につないでいる腸間膜を流れているわけですが、腹部大動脈のようにどこかに固定されていません。腸が揺れ動くと腸間膜動脈も一緒にふらふらと揺れ動き、それによって腸への血流も変化します。長距離ランナーが腸虚血を起こすのは、固定された腹部大動脈から支えのない腸間膜動脈が分かれていて、その先に、さらに重い腸がぶら下がっている構造に問題があるのです。飛び跳ねるように走る短距離走法で長時間走ると、腸が上下に揺すられ、脊柱に固定されている大動脈から腸間膜動脈が枝分かれする場所に集中的に大きな力が加

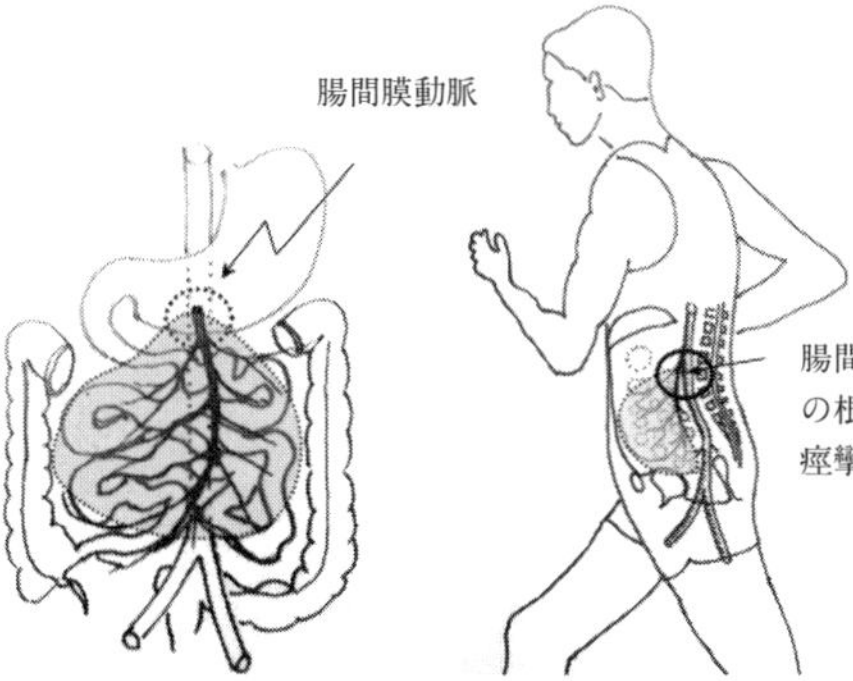

図13　腸間膜動脈の解剖図
一本の腸間膜動脈が腸をぶら下げる構造で血流を腸に送っている。腹筋が弱かったり、腸が重いと腸の揺れが大きくなり、腸間膜動脈も矢印の箇所を支点に揺れるため、長時間のランニングによってここで血管の痙攣から腸の虚血を起こす

わり、腸間膜動脈の血管が根元のところで痙攣を起こしてきます。この状態がさらに続くと、腸全体の血の流れが悪くなって腹痛が発生するのです。これを避けるため、長距離ランナーは腰をあまり上下動させない走り方を心がけています。しかし腹筋を鍛えていない私たち素人は、腸の揺れが大きいため長時間走ると腸虚血は避けられません（図13）。

それでは、体重を減らし、腹筋を鍛えている長距離ランナーに腹痛が起きるのはなぜなのでしょうか。そこには、意外な落とし穴ともいえる理由がいくつもあるのです。

まず、腸虚血を起こしやすい走り方から話を始めます。速く走るためには、足や腰のバネを使って大きなストライドで走る必要があります。ところが、上下動が大きな走り方になると腸がお腹の中で上下に揺れて、腸間膜動脈の血流が減少する可能性があることは述べました。この落とし穴にはまりやすいのが、一万メートルの選手がマラソンに転向したときです。それまで飛び跳ねるように走って好成績を出していたのがうそのように、なかなかよい結果が出せなくなることがあるのです。とくに寒い日にアップダウンの激しいコースを走る場合はこのリスクが大きくなるので、マラソン選手のみならず駅伝選手も、個々の走り方を考慮してどの区間に起用するかを決める必要があります。その点、腰を上下動させないピッチ走法で走る長距離ランナーは、腸間膜動脈の揺れも少なく、長距離を走るのに理にかなった走り方をしているといえるでしょう。その代表格が高橋尚子選手かもしれません。

しかし、腰の上下動が少ない走り方さえしていれば腹痛が起きないかといえば、そうではありません。そこには、まだ思わぬ落とし穴があるのです。

米などの(イネ科)穀物を主食としている私たち日本人は、草食動物と同じように長い腸を持っています。ですから便秘状態を完全に解消できないままレースに臨むと、残っている便で重くなった腸を携えての出陣になりますので腸の揺れが大きくなり、腸間膜動脈は痙攣のみならず伸びて細くなり、腸虚血は容易に発生します。もちろんストライド走法の選手ではそのリスクはさらに大きくなります。長距離ランナーは走る直前はエネルギー重視の食事を摂ることが多いと思いますが、同時に、腸の内容物がたまらないような食事にすることも大切なのです。またこれまでの報告では、盲腸（虫垂炎）の手術を受けた人や、胆嚢《たんのう》炎や膵臓《すいぞう》炎を患ったために腸の癒着を起こしたことがある人は、とくに腹痛が起きやすくなるので注意が必要です。

長距離ランナーの腸虚血問題は、これで終わりではありません。致命的なのは、脱水症という思ってもいない形をとって選手を苦しめることです。

腸に虚血が起きると腸の血管透過性が高くなり、血中の水分やアルブミンが血管から腸間膜や腸に漏れ出していきます。そのため腸が重く水ぶくれ状態になり、同時に血中の水分量は減少して脱水状態になるのです。選手は一定の距離を走るごとに水分を補給しているから大丈夫、というわけにはいきません。このような形で脱水症状を起こしやすいのは、血中のアルブミン値が三・〇g／dℓ以下と低い選手です。血中のアルブミン値が低い選手は、ただでさえ疲労物質となる活性酸素を処理する能力が低下しているので、軽い腸虚血でも腸壁や腸間膜に水分がたまりやすく、脱水症、熱中症、腸虚血の混合型の体調不良に陥りやすいのです。このトラブルは、天候が悪く風が強い日にも起きやすくなります。風が強いと体表面から水分が奪われるので脱水症状を起こし、お腹が冷えて腸の血管が収縮するため腸虚血も同時に起きやすくなるのです。寒い時期におこなわれる箱根駅伝でこうした悲劇がしばしば見られるたびに、体調の管理法があまり理解されていないことを残念に思うのです。

高地トレーニングに関するおそるべき誤解

長距離走の話が続きますが、もう一つ、きわめて重要な問題があります。

人間が長距離を走るためには、体の筋肉、正確には足の筋細胞へ酸素とエネルギー代謝基質のブドウ糖をバランスよく供給する必要があります。酸素の供給量をふやすためには、酸素を運ぶ赤血球内のヘモグロビンの数をふやすと同時に、ヘモグロビンに結合した酸素を切り離す機能を高めることが必要になります。

これは脳に強い損傷を受けた重症患者の治療においても同様で、酸素吸入や輸血をおこなっても、ヘモグロビンに結合した酸素を切り離す機能が低下すると、脳に酸素が運ばれても、脳の細胞まで酸素が行き渡らないのです。こうした人間の酸素代謝の複雑さは、生命誕生のはるか昔から、生命体が環境変化に適応して生き残ってきた歴史が刻み込まれたものであることが最先端医学によってわかってきました。

ところで、マラソンの選手がよく高地トレーニングをおこなっているのはご存じでしょう。人間は低酸素状態に長期間さらされると、その環境に強くなるという遺伝子の仕組みを持っています。そのメカニズムは、赤血球の遺伝子転写が引き金になって低酸素に対応するためのＨＩＦ（低酸素誘導因子）が出現するためであることがこれまでの研究によってわかってきました。酸素濃度が低い高地を走ることで、意図的にこの状態をつくりだし、長距離走に強い体にすることがこのトレーニングの狙いです。この体の仕組みは、医学でも脳が壊れた患者を治す脳低温療法に応用されています。

さらに、高地では酸素濃度のみならず気圧や気温も低くなります。すると、人間の体ではヘモグロビンから酸素を切り離すジフォスフォグリセレート（ＤＰＧ）が増加し、足の筋肉から筋細胞にまで酸素が行き渡りやすい状態がつくられるのです。

このように大変効果的に思える高地トレーニングですが、最近になってそこに思わぬ落とし穴があることがわかってきました。

きっかけは重症患者を集中管理する最先端医療の研究からもたらされました。ヘモグロビンから酸素を切り離すＤＰＧが、ある条件の下では乳酸に代謝変換することが明らかになってきたのです。この話は、マラソンランナーにとって人生を変えるほど大切な話だと思うので、少しくわしく述べてみたいと思います。

DPGが乳酸に代謝変換する条件とは、血液のpH（水素イオン濃度）が七・三以下に低下することと、血糖値が一八〇～二三〇mg／dℓ以上の高い値になることです。つまり、走るペースが速すぎたりスパート開始時期が早すぎたりして血液が酸性に傾いたり、走るエネルギーを補うため必要以上に血糖値を高めて走ったりした場合に、高地トレーニングでふやしたDPGがどんどん乳酸に代謝変換してしまうのです。そのため、足の筋細胞に酸素が行き渡らなくなるうえに、乳酸による筋肉疲労というダブルパンチに見舞われることになり、足が思うように動かなくなってしまうことになるのです。事実、国際的なマラソンレースで、優勝候補の選手が勝利目前で急に失速する光景を何度も目にします。マラソンは三〇キロを過ぎてからが勝負といわれる理由も、これに絡んでいるのです。

恐ろしいのは、試合の終盤に足が動かなくなって負けたのは体のエネルギーが足りないからだと理解されていることです。敗戦の教訓を生かしてエネルギーをふやそうと、次の試合では直前に炭水化物をたくさん摂るとどうなるでしょう？　上昇した血糖値によってDPGの乳酸への代謝変換がさらに促進され、今度はレースのペース配分とは関係なしに同じ悲劇が繰り返されます。酸素代謝の仕組みを知らないと、このように策を講じれば講じるほどわけがわからなくなる結果を招くのです。

自分の体が、どの時点でスパートできる体になっているかは血糖値や血液のpHモニター、あるいは高地トレーニングをどれだけの期間続けたかによって変わってくるので、試合ごとに異なるはずです。きょうはどの時点からスパートして勝負をかけられるかを知るには、ふだんから赤血球のみならずヘモグロビンの機能まで考慮に入れたトレーニングとチェックを繰り返すしかありません。現状では世界各国をみてもここまで科学的なレース運びはおこなわれていないので、選手は自分の体調と気分を頼りに、相手の様子を探りながら、スパートの時機を考えているのでしょう。もし最後まで走りきる力があれば、できるだけ早くスパートしたほうが勝つ可能性は高まります。どの時点が自分にとってぎりぎりのスパート時点かがわかれば、勝利の方程式を導き出すことも可能になってきます。しかし現実には、選手たちはどの時点でスパートすべきか判断する方法がわからないので、レースが終わってみてスパートが早すぎたとか、余力があればもっと早くスパートすればよかったと、しっかりした裏づけもないまま悔しい思いを繰り返しているのではないでしょうか。

野口みずきが偉大な理由

マラソンでは、どの時点で勝負をかけるべきか？　この大テーマについて話をさらに続けます。

よくマラソンの勝負は三〇キロを過ぎてからといわれていますが、この考え方は本当に正しいのでしょうか。たしかにこれまでみてきたように、三〇キロより手前からスパートすると血液のpHが酸性に傾く時点が早くなるので、ＤＰＧが乳酸に代謝変換する時点も早まり、それに持ちこたえられる限界がゴール地点より手前になってしまうことは大きな理由の一つにあげられます。

しかし、野口みずき選手はアテネオリンピックのマラソンで二五キロからスパートして勝ちました。医学的にいえば、野口選手はスパートのタイミングを三〇キロ説から二五キロ説に変えた偉大な選手なのです。その体をどのようにつくりあげたか、どのような訓練をおこなっていたかには、大いに注目すべきでしょう。

過去の例をみれば、二三キロからスパートして惜しいところまでいったオリンピック選手はいますが、二〇キロより前からスパートして勝った選手はあまりいません。このことから、これからのマラソンに勝つためには二〇～二五キロの間でスパートして勝てる体をつくること、これがメダルを獲るために重要なトレーニング目標になったことは間違いありません。

また、高地トレーニングをおこなってレースに臨む選手は、先ほど述べた理由から最初に飛び出したりせずに、徐々にスピードアップをはかるペース配分が効果的な走り方になることがわかります。酸素代謝の仕組みを知らずに失敗したのを、高地トレーニングが自分に合わないせいだと誤解することがないようにしてほしいものです。本書で述べたような科学的な考え方が理解されてくれば、いずれレース後半に抜きつ抜かれつのデッドヒートが繰り広げられる時代がやってくることでしょう。正しい心・技・体の理解が、すべてのスポーツにおいて選手のより高い能力を引き出し、よりすばらしい試合が展開されることを願ってやみません。

人間はバランスをとるようにできている

ここまで読んでくださったみなさんは、人間がスポーツをおこなうときには、体と脳のどちらの働きも欠かせないことがわかっていただけたと思います。そして、それはスポーツにかぎらず、仕事や勉強など、人生の中でのさまざまな取り組みにも当てはまることも、感じていただけているのではないかと思います。

スポーツをおこなうには、運動能力と運動神経、そして第一章で述べた運動知能が必要です。この三者は密接な関係にあり、どれを欠いてもスポーツはできません。

この章の最後に、もう一度この三者の関係を整理しながら、ここまでふれられなかったことを補足していきたいと思います。

運動知能とは、頭を使って運動能力と運動神経を高める知能をいいます。この知能を高めるためには、自ら学ぶ習慣を身につけ、自分で難問を解決する性格、常に向上する努力を惜しまない性格を鍛えていることが大切です。この運動知能が達人の技を生み出す運動神経を鍛え、結果として高い運動能力を引き出すわけです。

重要なことは、運動知能は第一章で述べた人間の基本的な四つの知能（ものを覚える、記憶を脳の中で再構成する、学習したことを表現する、独創的な考えを生み出す）のうち、表現知能（パフォーマンス知能）の一つに数えられていて、訓練によって初めて獲得できるものであることです。ものを知っているだけでは機能せず、あくまでも体の動きを介して外に伝えることによって初めて機能するのです。表現知能には、話が上手になる言語知能、考えが理論的である理論知能、計算が早くできる計算知能、優れた音楽的な才能を発揮する音感知能、複雑な位置関係を把握する空間認知知能、そしてスポーツや職人技を巧みにおこなう運動知能に分けられていて、多重表現知能ともいわれています（六三ページ図6参照）。

一流の運動選手になると非常に高いレベルの話ができるのも、運動知能が表現知能の一つだからです。学校で頭がよいとされる理論知能と、頭の使い方としては同じ領域に属するのです。さらにいえば、運動知能が高くてスポーツがうまいことは、大変頭がよい人であることの証拠なのです。

ところで、図6の表現知能の構図をもう一度見てください。このうち運動知能だけが優れていても他の表現知能が劣っていると、知能全体の形がいびつになってきます。計算や理論や音感などの表現知能をバランスよく鍛えることによって初めて、すばらしい運動知能が獲得できるのです。なぜバランスよく鍛えることが大切かについては、脳というものは機能や形も含めて、非常にバランスを重んじる仕組みで成り立っているからです。この話は非常に大切なので、もう少し続けます。

脳のバランスを重視する機能は、運動能力においても反映されています。

運動能力の獲得には、すばやく動く可動運動と、体を安定させて緻密な運動をする静止運動、そして体の平衡を保つ平衡運動の三つの運動能力を高める必要があります。その際に知っておきたいのは、筋肉の運動はつねに重力に抵抗する方向で機能していますので、運動時の体を支える足の裏の機能がとくに大切なことです。早足歩行やランニング、ストレッチ運動などを取り入れて、足の裏をつねに力強く、かつどのようにでも柔らかく動かせるようにすることで、剛柔の相反する筋肉をバランスよく使えるようになります。運動能力は、すべてをバランスよく鍛えていくことが上達の近道になるのです。

不思議なことに、人間はバランスの偏った運動訓練をおこなうと、脳がうまく使えなくなります。なぜなら私たちの脳は、それを構成する何百億の神経細胞を一本一本取り出しても、興奮・抑制のバランスをとって機能する仕組みになっていて、これらが組み合わされてスポーツをおこなうための可動運動と静止運動のバランスがとられ、複雑な運動競技をおこなえるようになっているからです。

運動神経細胞を見ても、やはりバランスが大切にされています。運動神経細胞は錐体路系と錐体外路系に分かれていて、腕を曲げる場合は、まず錐体路系の細胞に意思が働きかけ、内側の筋肉を収縮させます。ところがそのとき、無意識に錐体外路系の神経細胞も働いて外側の筋肉を伸ばします。その結果、腕を曲げることがスムーズにできるのです。不

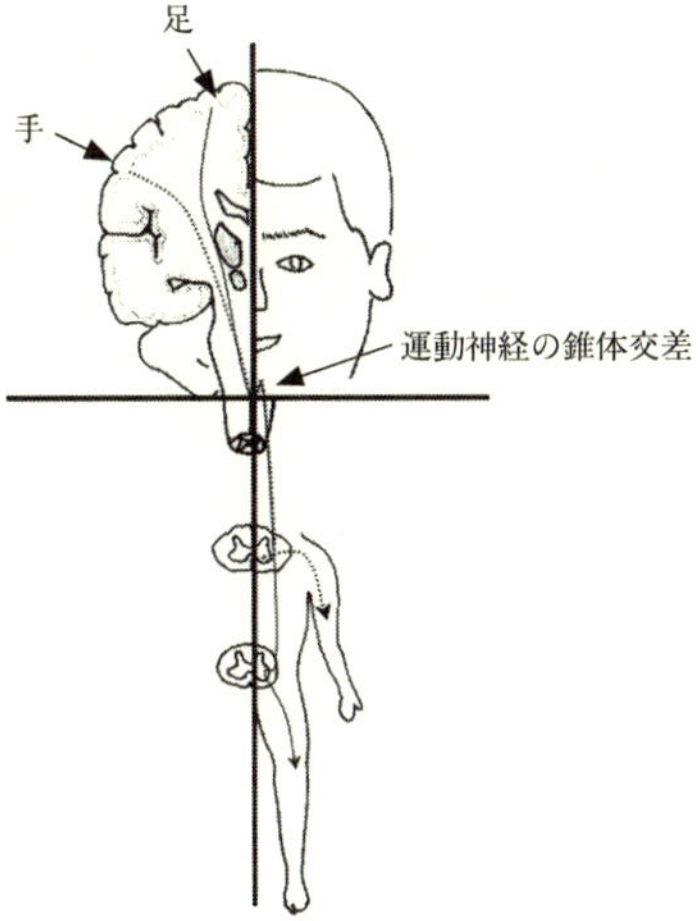

図14　運動機能の局所解剖図
運動神経は延髄のところで、上下左右ミラー状にその位置を変えるバランス構造になっている

思議なことに、運動神経の並び方を見ると、脳内では足の運動をおこなう神経細胞は脳のいちばん上に、手や顔を動かす神経細胞は下のほうにと、ちょうど実際の手足の配置とまったく逆に、あたかも神経細胞がバランスをとるように並んでいるのです（図14）。

このように、運動神経は機能や配置まで徹底してバランスを重視しているので、バランスのとれた運動訓練が必要なのであり、バランスの偏った訓練を続けていると脳も働きにくくなるのです。

体をすばやく動かす運動は好きだが、根気よく集中力を高めていく弓道やアーチェリーのような静止運動能力を必要とするスポーツは苦手だといっているようでは、運動神経細胞が本来持っている運動能力を十分高めることはできないというわけです。

それにしても、人体において、神経細胞のすみずみに至るまでバランスが追求されているのを見るにつけ、人間とはつくづくバランスをとるようにできているのだなと感じ入らざるをえません。偏った運動神経の使い方をしていると、脳の働きまで阻害されてしまうというのですから。

私はこの人体の不思議な仕組みを、多くの人々に知ってほしいと思います。若い人たち、その親である人たち、学校の先生、政治家、そして大国を動かす大統領にも。

人間は本来バランスをとる生き物であり、偏った行動や考え方は相容《あいい》れないことを——男があれば女があり、西があれば東があり、北があれば南があり、聖があれば俗があり、富があれば貧があることを受け入れるようプログラムされていることを知ってほしい。

それだけで、いま世の中で後を絶たない悲しいニュースも、ずいぶん減るのではないかと思っているのです。

あとがき

本書の出発点となったのは、意識には「外意識」と「内意識」のふたつがあるという仮説でした。そこから「心」の生まれる場所が導かれ、「意識」「心」「記憶」は連動しているというモジュレータ理論の発見へとつながっていきました。

本来ならそれだけでも本一冊分のテーマとしては十分すぎるほどなのですが、初めて一般向けに本を書くのだからもっと読者に親しみやすい内容にしたいという思いと、生来の勝負好き、スポーツ好きの血が騒いで、「勝負脳」というテーマに取り組むことになりました。その結果、面白く読んでいただけるものになったのではないかと自負しているのですが、反面、少しだけ心配もしています。「運動」という要素が加わったことで、脳とはあまり関係ない話のように読者が感じてしまうのではないかと。

そこで、蛇足かもしれませんがあらためて念を押させてください。

運動とは、空間認知知能や音感知能と同じ、脳の働きにほかなりません。絵のよしあしが描いた人の絵筆を持つ握力で決まらないように、ピアノ演奏のよしあしが弾く人の鍵盤を叩く力で決まらないように、運動もその人の腕力や脚力よりも、それらを動かしている脳がプレーのよしあしを決定するのです。

ですから本書で述べたことは、第三章に若干の例外があるほかはすべて、運動をモデルにした脳の働かせ方の話です。みなさんが日々直面している「勝負」に置き換えても当てはまることばかりです。どうかその点に留意していただき、人生をたくましく歩むための糧として本書を活用していただきたいと思います。

思えば、「勉強ができるやつ」「運動ができるやつ」という区別を子供の頃から学校でされてきたことが、誤解のもとなのでしょう。本書で述べたように、頭がいいことと運動ができることはまったく矛盾しないどころか、共通の根拠にもとづくことでした。モジュレータ神経群の機能を高め、心をいつも前向きに働かせることで、頭もよくなれば、運動もうまくなるのです。

ところが、学校が求める「頭のよさ」とは、人間の知能の四段階のうち、せいぜい第一段階（記憶）までのことにすぎません。全体のわずか二五パーセントにすぎない能力で、頭がいい、悪いとレッテルを貼っているのがいまの学校教育なのです（しかも記憶とは忘れるようにできているにもかかわらず！）。私たちが残りの七五パーセントの使い方を教えられないまま社会に出てしまっているとしたら、なんともったいないことでしょうか。

いまからでも間に合います。読者がいま何歳であっても関係なく、本書で述べたように心の機能を高める習慣をつくることで、必ず脳はいきいきと働きはじめます。その習慣づくりは、最初は大変かもしれません。しかし、人間の脳とは望めば必ずそれを実現できるものであることを忘れないでください。

強い勝負脳をつくるための道も結局は、心の機能を高めることに行き着きます。その道は平坦ではありません。途中であきらめたくなることもあるかもしれません。そんなときこそ、あなたが日頃「こいつにだけは負けたくない」と思っている相手の顔を思い出してください。その宿敵の顔を思い浮かべながら頑張っているうちに、きっと、いままで手が届かなかった勝利を手中にすることができるはずです。

読者のみなさんが、自分を高めてくれたライバルに心から感謝する日が訪れることを、願ってやみません。

最後に、私の原稿がこうして世に出るための労をとってくださったノンフィクション作家の柳田邦男氏に心より御礼を申し上げます。

二〇〇六年九月　林成之

講談社現代新書 1861

〈勝負脳《しょうぶのう》〉の鍛《きた》え方《かた》

二〇〇六年一〇月二〇日第一刷発行

著者 林《はやし》 成之《なりゆき》

発行者 野間佐和子

発行所 株式会社講談社
東京都文京区音羽二丁目一二―二一 郵便番号一一二―八〇〇一
電話 出版部 〇三―五三九五―三五二一
販売部 〇三―五三九五―五八一七
業務部 〇三―五三九五―三六一五

装幀者 中島英樹

印刷所 凸版印刷株式会社

製本所 株式会社大進堂

定価はカバーに表示してあります Printed in Japan

N.D.C.491 168p 18cm
ISBN4-06-149861-4

「講談社現代新書」の刊行にあたって

教養は万人が身をもって養い創造すべきものであって、一部の専門家の占有物として、ただ一方的に人々の手もとに配布され伝達されうるものではありません。

しかし、不幸にしてわが国の現状では、教養の重要な養いとなるべき書物は、ほとんど講壇からの天下りや単なる解説に終始し、知識技術を真剣に希求する青少年・学生・一般民衆の根本的な疑問や興味は、けっして十分に答えられ、解きほぐされ、手引きされることがありません。万人の内奥から発した真正の教養への芽ばえが、こうして放置され、むなしく滅びさる運命にゆだねられているのです。

このことは、中・高校だけで教育をおわる人々の成長をはばんでいるだけでなく、大学に進んだり、インテリと目されたりする人々の精神力の健康さえもむしばみ、わが国の文化の実質をまことに脆弱なものにしています。単なる博識以上の根強い思索力・判断力、および確かな技術にささえられた教養を必要とする日本の将来にとって、これは真剣に憂慮されなければならない事態であるといわなければなりません。

わたしたちの「講談社現代新書」は、この事態の克服を意図して計画されたものです。これによってわたしたちは、講壇からの天下りでもなく、単なる解説書でもない、もっぱら万人の魂に生ずる初発的かつ根本的な問題をとらえ、掘り起こし、手引きし、しかも最新の知識への展望を万人に確立させる書物を、新しく世の中に送り出したいと念願しています。

わたしたちは、創業以来民衆を対象とする啓蒙の仕事に専心してきた講談社にとって、これこそもっともふさわしい課題であり、伝統ある出版社としての義務でもあると考えているのです。

一九六四年四月　野間省一

経済・ビジネス

世界の言語・文化・地理

23 中国語のすすめ——鐘ケ江信光
368 地図の歴史(世界)——織田武雄
614 朝鮮語のすすめ——渡辺吉鎔 鈴木孝夫
958 英語の歴史——中尾俊夫
987 はじめての中国語——相原茂
1073 はじめてのドイツ語 福本義憲
1111 ヴェネツィア——陣内秀信
1183 はじめてのスペイン語 東谷穎人
1193 漢字の字源——阿辻哲次
1253 アメリカ南部 ジェームス・M・バーダマン 森本豊富 訳
1342 謎解き中国語文法——相原茂
1347 イタリア・都市の歩き方——田中千世子
1353 はじめてのラテン語 大西英文
1386 キリスト教英語の常識——石黒マリーローズ
1396 はじめてのイタリア語 郡史郎
1402 英語の名句・名言 ピーター・ミルワード 別宮貞徳 訳
1430 韓国は一個の哲学である——小倉紀藏
1444 「英文法」を疑う——松井力也
1446 南イタリアへ!——陣内秀信
1536 韓国人のしくみ——小倉紀藏
1605 TOEFL・TOEICと日本人の英語力——鳥飼玖美子
1659 はじめてのアラビア語 宮本雅行
1701 はじめての言語学 黒田龍之助
1751 タブーの漢字学——阿辻哲次
1753 中国語はおもしろい 新井一二三
1779 世界のイスラーム建築——深見奈緒子
1801 性愛奥義——植島啓司

自然科学・医学

7 物理の世界――湯川秀樹 片山泰久 山田英二
15 数学の考え方――矢野健太郎
1126 「気」で観る人体――池上正治
1138 オスとメス=性の不思議――長谷川真理子
1141 安楽死と尊厳死――保阪正康
1328 「複雑系」とは何か――吉永良正
1343 カンブリア紀の怪物たち――サイモン・コンウェイ・モリス 松井孝典 監訳
1349 〈性〉のミステリー――伏見憲明
1427 ヒトはなぜことばを使えるか 山鳥重
1500 科学の現在を問う 村上陽一郎
1511 優生学と人間社会――米本昌平 松原洋子 橳島次郎 市野川容孝
1581 先端医療のルール――橳島次郎
1598 進化論という考えかた 佐倉統
1611 がんで死ぬのはもったいない――平岩正樹
1682 がん医療の選び方――吉原清児
1689 時間の分子生物学――粂和彦
1700 核兵器のしくみ――山田克哉
1704 アインシュタイン相対性理論の誕生――安孫子誠也
1706 新しいリハビリテーション 大川弥生
1716 脳と音読――川島隆太 安達忠夫
1759 文系のための数学教室――小島寛之
1771 微生物vs.人類――加藤延夫
1778 鉄理論=地球と生命の奇跡――矢田浩
1786 数学的思考法――芳沢光雄
1805 人類進化の700万年 三井誠

心理・精神医学

知的生活のヒント

78 大学でいかに学ぶか 増田四郎
86 愛に生きる——鈴木鎮一
240 生きることと考えること 森有正
327 考える技術・書く技術—板坂元
436 知的生活の方法——渡部昇一
553 創造の方法学——高根正昭
587 文章構成法——樺島忠夫
633 読書の方法——外山滋比古
648 働くということ——黒井千次
705 自分らしく生きる——中野孝次
706 ジョークとトリック 織田正吉
722 「知」のソフトウェア——立花隆

1027 「からだ」と「ことば」のレッスン 竹内敏晴
1275 自分をどう表現するか 佐藤綾子
1468 国語のできる子どもを育てる——工藤順一
1485 知の編集術——松岡正剛
1517 悪の対話術——福田和也
1522 算数のできる子どもを育てる 木幡寛
1546 駿台式! 本当の勉強力——大島保彦 霜栄 小林隆章 野島博之 鎌田真彰
1563 悪の恋愛術——福田和也
1603 大学生のためのレポート・論文術——小笠原喜康
1620 相手に「伝わる」話し方 池上彰
1626 河合塾マキノ流! 国語トレーニング——牧野剛
1627 インタビュー術!——永江朗
1639 働くことは生きること 小関智弘

1665 新聞記事が「わかる」技術 北村肇
1668 脳を活かす! 必勝の時間攻略法 吉田たかよし
1677 インターネット完全活用編 大学生のためのレポート・論文術 小笠原喜康
1678 プロ家庭教師の技——丸谷馨
1679 子どもに教えたくなる算数 栗田哲也
1684 悪の読書術——福田和也
1697 デジタル・ライフに強くなる 滝田誠一郎 デジタル生活研究会
1729 論理思考の鍛え方——小林公夫
1777 ほめるな——伊藤進
1781 受験勉強の技術——和田秀樹
1798 子の世話にならずに死にたい——井上治代
1803 大学院へ行こう——藤倉雅之
1806 議論のウソ——小笠原喜康

L

趣味・芸術・スポーツ

676 酒の話――小泉武夫
863 はじめてのジャズ――内藤遊人
874 はじめてのクラシック 黒田恭一
1025 J・S・バッハ――礒山雅
1287 写真美術館へようこそ――飯沢耕太郎
1320 新版・クラシックの名曲・名盤――宇野功芳
1371 天才になる!――荒木経惟
1381 スポーツ名勝負物語 二宮清純
1404 踏みはずす美術史――森村泰昌
1422 演劇入門――平田オリザ
1454 スポーツとは何か――玉木正之
1460 投球論――川口和久
1490 マイルス・デイヴィス――中山康樹
1499 音楽のヨーロッパ史 上尾信也
1506 バレエの魔力――鈴木晶
1510 最強のプロ野球論――二宮清純
1548 新ジャズの名演・名盤――後藤雅洋
1569 日本一周 ローカル線温泉旅――嵐山光三郎
1630 スポーツを「視る」技術 二宮清純
1633 人形作家――四谷シモン
1653 これがビートルズだ 中山康樹
1657 最強の競馬論――森秀行
1661 表現の現場――田窪恭治
1710 日本全国ローカル線おいしい旅――嵐山光三郎
1720 ニッポン発見記――池内紀
1723 演技と演出――平田オリザ
1727 日本全国 離島を旅する 向一陽
1730 サッカーの国際政治学 小倉純二
1731 作曲家の発想術――青島広志
1735 運動神経の科学――小林寛道
1757 最強の駒落ち――先崎学
1765 科学する麻雀――とつげき東北
1796 和田の130キロ台はなぜ打ちにくいか――佐野真
1808 ジャズの名盤入門――中山康樹